公共部门就业

张 维◎著

对健康的影响

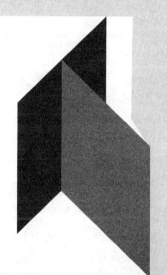

THE IMPACT OF PUBLIC EMPLOYMENT ON HEALTH

中国环境出版社·北京

图书在版编目（CIP）数据

公共部门就业对健康的影响 / 张维著． -- 北京：
中国环境出版社，2017.2
ISBN 978-7-5111-3090-7
Ⅰ．①公… Ⅱ．①张… Ⅲ．①公共部门－工作－影响－
健康－研究 Ⅳ．① R134

中国版本图书馆 CIP 数据核字（2017）第 029846 号

出 版 人	王新程	
责任编辑	韩　睿	
责任校对	尹　芳	
装帧设计	岳　帅	
出版发行	中国环境出版社	
	（100062　北京市东城区广渠门内大街16号）	
	网　　址：http://www.cesp.com.cn	
	电子邮箱：bjgl@cesp.com.cn	
	联系电话：010-67112735	
	发行热线：010-67125803, 010-67113405（传真）	
印　　刷	北京市联华印刷厂	
经　　销	各地新华书店	
版　　次	2017年3月第1版	
印　　次	2017年3月第1次印刷	
开　　本	787×1092　1/16	
印　　张	14	
字　　数	168千字	
定　　价	49.00元	

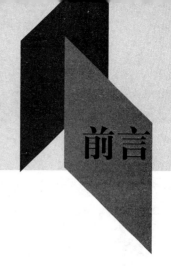

前言

　　习近平总书记近期做出了一系列针对国有企业的重要指示，明确国有企业是壮大国家综合实力、保障人民共同利益的重要力量，必须理直气壮做强、做优、做大。这可以被看作是对从 20 世纪 80 年代以来全球兴起的新自由主义思潮，特别是唱衰国有企业、认为国有企业天生效率低下的论调的漂亮回击与亮剑。尤其应该指出的是，习近平总书记在 2016 年 10 月召开的《全国国有企业党的建设工作会议》上强调，要使国有企业成为保障和改善民生的重要力量。这就点明了国有企业在促进经济增长、维护政治稳定之外的另一项重要作用——增进社会福祉。

　　与这样的主张相呼应，本书就公共部门对国民健康的潜在促进作用进行理论和实证上的探讨。理论上，本书把公共部门就业与健康的联系纳入"健康的社会决定因素"（Social Determinants of Health）这一经济学、社会学和公共卫生的交叉领域中进行讨论。这一研究领域从 20 世纪 90 年代开始兴起，至今方兴未艾。它将对影响健康的因素的解释从基因、行为习惯、医疗等技术层面，转移到社会政治经济制度这一更加深刻的层面。实证上，本书通过对微观个人层面的数据的分析，发现公共部门劳动者的健康状况更好。进一步分析发现，公共部门在健康上的优越性很大程度来自它比私营经济部门提供了更稳定的工作。另外，公共部门内部不同阶层的劳动者在健康上不存在显著差异，而这种健康—层级的对应关系在私营经济部门则比较显著。换句话说，公共部门就业有助于促进不同阶层劳动者之间在健康状况上的平等。作为对定量研究的补充，本书对中国的体制和社会背景进行了定性研究。这有助于进一步解释，为什么在"铁饭碗"制度已经不在的今天，中国的公共部门仍然是较好的雇主。

本书的结论可以引申出如下几个政策含义。第一，公共部门就业应被作为一个可以促进健康和健康公平的政策工具。第二，工作稳定性对健康至关重要；对于建立更少监管、过分灵活的劳动力市场的主张应该持谨慎态度。第三，如果继续对公共部门就业放松监管，它在健康方面的优势则可能会消失。政策制定者应理直气壮利用公共部门就业，保障和改善国民健康。

作者

2017 年 1 月于清华大学

目录

第一章 导言：世界健康形势与 公共部门就业发展趋势

从 20 世纪 70 年代晚期开始，全球不平等状况加剧，社会福利指数的改善速度放缓。同时期，公共部门在世界各国都在缩小。这两种趋势之间是否存在什么必然的联系呢？我们从回顾重要的背景数据开始。

第一节 全球健康形势

世界卫生组织（World Health Orgnization）在《世界卫生报告 1998》中强调指出，全球健康状况在刚过去的一个世纪的后半段实现了 "惊人的" 进步（第 40 页）。根据这份报告，从 1955 年到 1995 年，世界人均预期寿命从 48 岁增加到 65 岁；婴儿死亡率从 148/ 千人下降到 59/ 千人（第 45 页）。报告还简要指出，并不是所有人都均衡地受益：例如，同一时期 16 个国家的共 3 亿人口的预期寿命不升反降（第 40 页）。尽管如此，这份报告仍对 1950 年以来取得的健康成就给予了积极的评价，并表示对即将到来的 21 世纪满怀希望。该报告预期，通过"不断发展的全球经济一体化和以市场为导向的制度改革"以及"技术创新的加速，尤其是信息技术上革命性的变革"，一些国家健康恶化的问题将得到解决（第 114 ~ 115 页）。

十年后，世界卫生组织《世界卫生报告 2008》出炉。虽然世界卫生组织在这份报告中继续将全球卫生的发展进步描述为"巨大"，但它也明确地承认，健康绩效总体上的进步"掩盖了国家间存在的显著的不平等"（第 2 页）。《世界卫生报告 2008》用了大量篇幅来呈现 20 世纪 70 年代末期以来在卫生发展上严重的地区差异。很明显，世界卫生组织对形势的估计已经变得不甚乐观。这种不乐观或许反映了世界卫生组织的态度在变得更加务实；但更重要的是，这可能反映了这样一个事实：全球经济一体化和市场化未能在 21 世纪的第一个十年实现《世界卫生报告 1998》中所预言的"未来的繁荣"（第 114 页）。

我们来看一下相关证据。穆瑞等（Murray et al., 2007）发现，1980—2005 年，尽管儿童（5 岁以下）死亡的风险从 110‰下降到 73‰，但每年的进步速度（1.3%）却实际上大大低于 1970—1985 年的进步速度（2.2%）（第 1 052 页）。研究指出，主要的挑战来自非洲饱受艾滋病和武装冲突困扰的撒哈拉沙漠以南地区。然而，另外一项由乔丝灵和范尔堡（Goesling & Firebaugh, 2004）进行的横截面数据研究显示，健康进步的放缓并不仅限于撒哈拉以南的非洲地区：他们发现，在 1980—2000 年，转型经济和撒哈拉以南非洲国家的预期寿命分别下降了 0.1 岁和 1.1 岁，而同期西欧国家的人均预期寿命从 73.9 岁增长到了 78 岁。这样的结果是，转型经济国家与西欧国家的预期寿命差距从 5.8 岁增加到了 10 岁，撒哈拉沙漠以南非洲国家与西欧的差距从 26.3 岁增加到 31.5 岁。

韦斯布罗特等（Weisbrot et al., 2006）运用不同的方法，对1960—1980年与1980—2002年人均预期寿命的增长进行了比较。如图1.1所示，1960—1980年所有国家都按照预期寿命被划分为五组，最低的一组预期寿命是31～44岁，最高一组为69～76岁。以最中间的一组为例。他们的研究方法是对所有在第一个时期（1960—1980年）预期寿命处于53～63岁的国家（浅灰色的列）和所有在第二个时期（1980—2002年）有相同预期寿命的国家（深灰色的列）进行比较。可以很清楚地看到，对于五组中的四组，或者说对于绝大多数的中、低收入国家（第223页），预期寿命的增幅在第二个时期放缓。唯一的例外是预期寿命最高的（69～76岁组）的国家，而其中绝大多数是发达工业化国家。这项研究还注意到，婴儿、儿童和成人死亡率存在同样的规律。

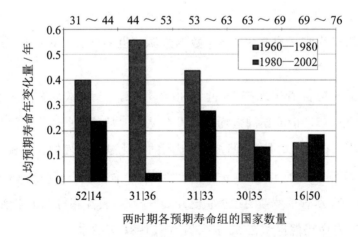

图1.1　世界人均预期寿命在两个时期的增幅比较

数据来源：摘自韦斯布罗特等（2006）。注：本图的目的并非用来比较同一国家的预期寿命在两个时段的变化状况。这样的比较是没有意义的：显而易见，对于同一国家而言，预期寿命在较高的水平上更难实现等幅的提高。例如，从70岁增长到75岁比从50岁增长到55岁，要更难实现。

在简要分析了全球健康的发展状况后，我们再来看看几个国家的详细情况。俄罗斯是一个重要的例子。苏联的健康状况在"二战"后的前二十年间有大幅提高 [纳瓦罗（Navarro，1993，第 23 页）]。比如，苏联 1960 年的人均预期寿命已追赶上了美国 [艾伯斯塔特（Eberstadt，1999，第 6 页）]。直到 20 世纪 60 年代末 70 年代初，苏联的健康发展才开始出现停滞。人们对此提出了很多种解释，包括卫生部门长期资金不足 [菲尔德（Field，2000）]、去政治化和管理集权化的医疗体系，以及官僚化的医疗队伍（纳瓦罗，1977）。但即便如此，数据显示，苏联的健康水平还是比绝大多数发展中国家都要好，与发达国家也相差不远。例如，在 1985 年，俄罗斯的人均预期寿命是 68 岁，这比绝大多数发展中国家都高，在 195 个国家中排名第 96 位。事实上，这一数字仅比排名第 23 位的国家（如古巴、德国、丹麦）少 5 岁，比排名第 46 位的国家（如波兰、阿根廷）少 2 岁，而比同时期收入中等偏上的国家的平均水平要高出 1 岁 [数据来源：世界银行（World Bank，2009）]。

真正的转折点出现在 20 世纪 80 年代末，苏联体系崩溃之后。1987—1994 年，俄罗斯的人均预期寿命从 69 岁下降到 64 岁，这种惊人跌幅从未在和平时期出现过。更剧烈的变化是，男性的人均预期寿命在 1995 年跌到了 58 岁，与女性人均预期寿命的差距增加到 15 岁之多。2007 年，尽管俄罗斯的经济状况开始好转，其健康指标却仍未恢复：男性预期寿命仍然停留在 62 岁，相当于 1981 年的水平，与女性人均预期寿命的差距仍有 12 岁。

另一个例子是中国。在过去的几十年中，中国人的预期寿命从新中国成立初期不到 40 岁增加到 70 多岁，婴儿死亡率也从超过 200‰降到了 20‰以下。相比之下，印度虽然在人口和经济背景上与中国十分相似，却在健康上进步缓慢得多：1955—2008 年，印度人的预期寿命从 40 岁提高到 65 岁，婴儿死亡率从 140‰降到 54‰ [世界银行，2009；杰米森等（Jamison et al.， 1984）]。不过，进一步的分析表明，中国取得的绝大部分进步都是在 20 世纪 60—70 年代期间完成的。如图 1.2 所示，1960—1970 年，中国尽管人均收入较低，但人均预期寿命增长显著；而从 20 世纪 70 年代末开始，人均预期寿命增长明显放缓，并与 GDP 的迅速增长态势形成强烈反差。

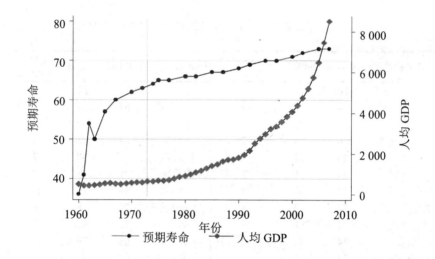

图 1.2　中国预期寿命与人均 GDP：1960—2007

数据来源：实际人均 GDP 的数据来源于宾夕法尼亚大学世界表 6.3（Penn World Table）， 以 2005 年不变价格国际美元表示 [海斯顿等 (Heston et al.,2009)]。人均预期寿命的数据来源于世界发展指数（World Development Indicators）（世界银行，2009）。

或许有人会认为这并不是个问题，因为当预期寿命到了一个较高水平后，再要进一步提高是很困难的。但是，如果将中国与其他国家进行比较可以看出，事情并不是那么简单。表 1.1 显示不同收入水平的国家（地区）预期寿命在 1980—2008 年的变化情况。这些国家（地区）

在 1980 年的预期寿命或与中国持平（66 岁），或比中国更高，但是在随后的三十年里，它们取得了与中国或同等，或更大的进步。例如，同为发展中国家的墨西哥，其人均预期寿命在 67 岁的基础上提高了 8 岁，而中国在 66 岁的基础上提高了 7 岁。受战争影响，越南在 1980 年人均寿命只有 58 岁，但 2008 年的时候已经急速提高到 74 岁。考虑到所有这些国家在此期间的经济增长率都远低于中国，可以公平地说，中国从 1980 年以来的健康进步状况是不能让人满意的，具体见表 1.1。

表 1.1　一些国家（地区）人均预期寿命：1980—2008 年

单位：岁

国家和地区	1980 年	2008 年	Δ 1980—2008 年	国家和地区	1980 年	2008 年	Δ 1980—2008 年
阿尔巴尼亚	70	77	7	澳门（中国）	72	81	9
澳大利亚	74	81	7	马来西亚	67	74	7
中国	66	73	7	马耳他	73	80	7
哥伦比亚	66	73	7	墨西哥	67	75	8
捷克	70	77	7	新西兰	73	80	7
法国	74	81	7	葡萄牙	71	78	7
德国	73	80	7	卡塔尔	66	76	10
香港（中国）	74	82	8	斯洛文尼亚	70	78	8
冰岛	74	81	7	瑞士	75	82	7
爱尔兰	74	81	7	阿联酋	68	79	11
意大利	74	81	7	委内瑞拉	68	74	6
日本	76	83	7	越南	58	74	16
韩国	66	79	13				

数据来源：世界发展指数，世界银行，2009。

注：对于一些国家，当 2008 年数据不存在时，用 2007 年数据代替。

第二节　政府与公共部门发展趋势

与全球健康状况改进的放缓同时出现的是，各国逐渐抛弃政府主导的增长模式，开始逐渐转向新自由主义政策。"二战"以后，世界各国以不同形式采取了有政府管制的模式，如社会主义阵营的国家社会主义制度、拉丁美洲的进口替代制度，以及遍及东亚的出口导向制度。在同一时期，公共部门（包括公共部门企业）得到迅速扩张。它不但成为政府进行国家发展的工具，也成为冷战下保护国家安全、摆脱殖民势力，以及解决社会公平的工具。"二战"后到 20 世纪 70 年代末期，公共部门企业在经济中保持着举足轻重的地位，占资本形成的 16.5%、GDP 的 9.5%（除去美国）[肖特（Short，1984，第 115 页）]。其中，绝大多数企业都集中在公用事业领域（如电、燃油、水、通信、交通）、自然资源（如石油与天然气、煤炭），以及资本密集型制造业（如炼油、化工、钢铁）。

但是，从 1980 年左右开始，世界政治经济形势全面转向新自由主义。促成了这种转变的因素有很多。首先，很多采取政府主导战略的国家都恰巧在那时遇到了各自的困难 [波林（Pollin，2003）]；而且，政府领导人对国有企业的表现普遍感到不满 [罗兰德（Roland，2008）]。与此同时，新自由主义开始出现。它宣扬，政府没有能力掌握能让企业取得成功的足够信息，人类的福祉只能够通过建立一个欢迎私人所有、自由市场和有限政府角色的制度来取得进步，政府应该为已经存在的市场提供便利，以及当市场不存在时创造市场（例如公用事业、教育、医疗等领域）；除此之外，政府什么都不应该做 [哈维（Harvey，2005）；施尔佛（Shleifer，2009）；巴尔瑟维奇和费舍（Balcerowicz & Fischer，2006）；斯蒂格利茨等（Stiglitz et al.，2006）]。就这样，新自由主义者为各国政府所面对的困境提出了一套看起来很有说服力的解释，并给出了相应的解决方案。此外，强大的国际机构（如世界银行、国际货币基金组织，以及世界贸易组织）往往以实施新自由主义政策为提供贷款的附加条件，这种做法也大大促进了新自由主义的扩散。

随之而来的结果是，私有化和新自由主义的其他要素（市场化、放松监管）从欧洲逐步扩张到了拉丁美洲、亚洲和非洲，从发达国家扩张到了发展中国家和社会主义国家，从工业部门扩张到了基础设施以及供水、电力、公共交通业等社会服务部门。在俄罗斯，新自由主义政策在 20 世纪 90 年代初期、苏联体系刚刚崩溃后就实施了。不到十年，俄罗斯就从完全的国有经济迅速转变为私营经济占绝对主导地位的经济体：1992 年，私营经济仅占俄罗斯 GDP 的 25%，两年后上升到 50%，而到了 2002 年，则上涨到了 70% [哈努斯科等（Hanousek et al.，2008，第 85 页）]。

中国则在整个 20 世纪 80 年代和大部分的 90 年代间进行了更为渐进的所有权改革。扩充私营经济部门的方法最初主要是允许国内外投资者投资私营企业；公共部门主要是针对管理方式进行改革，经济所有制属性则保持不变。直到 90 年代初期，以改制为重要内容的所有权重组才开始。这一过程开始主要是针对一些小型公共部门企业，并且进展缓慢，直到 90 年代后半段才开始加快速度。1995—2004 年，大约有 50% 的国有企业实现了全部或部分的转制 [嘎诺特等（Garnaut et al.，2005）]。

值得一提的是，实际上，政府扮演的角色（至少在政府福利提供方面）在很多发达经合组织国家中反而并没有出现明显的弱化趋势。纳瓦罗等（2004）比较了 19 个隶属经合组织国家的政府在前全球化时期（1946—1980）与全球化时期（1980—2000）所扮演的角色，发现大部分国家的政府在社会公共支出方面（除比利时、荷兰以外）以及公共部门就业方面（除日本、爱尔兰、美国和英国等自由主义体制的国家以外）都呈现出扩张的趋势。例如，平均来看，社会民主体系国家（奥地利、丹麦、芬兰、挪威、瑞典）的社会转移支付占 GDP 的比重从 1980 年的 24.2% 增加到了 1997 年的 29.3%。

第三节 健康改善增速放缓与
新自由主义：关联是偶然的吗？

　　健康改善的趋缓与新自由主义的兴起在时间上有一致性。世界健康指标在"二战"之后一直快速增长，而从 20 世纪 70 年代末 80 年代初新自由主义开始盛行后，增速变缓。确实，有些国家的健康水平仍在加速进步，但正如前文所述，这些国家主要是那些在社会福利事业方面保留了较多政府职能的发达工业化国家。基于这样的事实，我们有必要考察一下新自由主义的兴起和健康发展恶化之间的联系究竟是否构成因果关系。

　　一个可能的因果关系机制是，各国都在削减公共卫生服务预算，这使个人越来越需要依赖私营经济部门提供医疗服务，继而承担更大的医疗支出份额。许多民众因此无法得到必要的医疗服务。例如，中国从 20 世纪 80 年代初开始逐步削减对公立医院方面的支出。公立医院被迫转为实质上的营利性机构。这一变化，加上药品价格飞涨以及过度医疗，造成人均医疗支出在 1978—2002 年从 1.35 美元增加了 40 倍，达到 55 美元。与此同时，医疗服务由个人支付的费用占比从 20% 上升到 58%。个人费用负担的猛增引起了病人的普遍不满 [布鲁门瑟尔和萧（Blumenthal & Hsiao, 2005）]。[1]

尽管能否得到优质的医疗服务，以及政府的财政支持对一国的国民健康来说必不可少，但其他的社会、经济和政治等因素对健康的影响或许更为关键。[2] 而这些因素中，就业，即有一份工作，以及这份工作的质量，对于健康至关重要。而新自由主义政策下，全球出现了工作机会和工作质量都有所下降的现象。源于古典自由主义理论的新自由主义推崇自由市场资本主义，认为政府的职能应被限制在最低水平。这不仅意味着政府在公共健康方面（或其他社会项目方面）的支出要保持在最低水平，同时也要求尽量放松对劳动力市场的管制，让市场来决定就业的数量与质量。在实践中，这意味着，政府不再对工人进行保护。经济全球化有效地扩展了劳动力后备军的规模，为企业进行生产外包创造了更加便利的条件，并使企业"进行外包生产"的威胁变得更加可信。这导致了工人谈判能力的下降。结果是，不论在发达国家还是发展中国家，越来越多的工人被迫接受不太好的工作条件。

中国的采矿行业提供了一个生动的例证。煤矿业在 21 世纪之初成为了"最致命的工作"[赵和蒋（Zhao & Jiang, 2004）]。根据国家安全生产监督管理总局的数据，2003 年，中国有 6 000 多名矿工死于矿难，占全球煤矿死亡总人数的 80%，而中国的煤炭产量仅占全球产量

---

① 韦斯布罗特（2006）认为，中国经济改革的经验算是一种成功，并认为这是因为新自由主义政策的实施在中国遵循了一条不同的道路。的确，直至今天，中国政府依然在几个关键领域中扮演着非常重要的角色，这保证了中国没有像许多发展中国家一样掉入一些抽象的经济学概念的"陷阱"。但前文的证据表明，就新自由主义思潮对医疗领域的渗入而言，中国显然受到了影响；而且，从 1980 年以来的主要健康指标上看，中国的实际状况也并不能算作很成功。
② 实际上，李和帕克斯曼（Lee & Paxman, 1997）表明，在所有影响发病率和死亡率的因素中，医疗的影响只占到大约 10%。

的35%。虽然中国的矿难死亡人数在此后有所下降，但降幅并不大。中国政府在大型国有煤矿维持着比较有效的职业健康与安全体系，但这种保护机制在私营煤矿内并不存在，于是，私营煤矿便成了"潜在的死亡陷阱"[王（Wang，2006）]。

如果煤矿的运营符合相关安全标准，这些悲剧本可以避免。但不幸的是，私营雇主在劳动标准方面往往有"竞次"（race to the bottom）的倾向。解决办法之一应该是有效执行法律法规，保证将工人安全置于优先于利润的地位。但这样的管理需要大量的时间和精力；尤其在发展中国家，考虑到这些国家的政府在管理私营企业方面能力的欠缺，想要有效执行相应的规章制度十分困难。毕竟，即使在发达国家，法律法规执行不利的情况也比比皆是。

其实我们也有另一个选择，这正是本项研究的主题——扩大公共部门就业份额。理论上讲，公共部门需要服务于社会和政治目标，而不仅仅是追求利润。很多时候，前两个目标要高于后一个目标。公共部门可以做到而且其实已经做到了通过如下方式矫正社会不平等：①创造好的就业，即工资差距小，有良好的福利，较小的工作压力，稳定、合理的劳动强度，符合工作安全标准等。②为全体民众提供价格合理、优质的公共服务。

目前文献中对所有制属性的作用的研究，主要集中于所有制属性对经济增长的影响方面，而且得到的研究结论各不相同[吉尔法森等（Gylfason et al.，2001）；富勒和理查兹（Fowler & Richards，1995）；普兰（Plane，1997）；朱（Zhu，2005）]，而所有制属性对健康的影响还没有得到充分研究。另外，在对健康的影响因素的研究上，虽然已经有大量文献注意到了就业对健康的重要作用[巴特利等（Bartley et al.，1999）；费利等（Ferrie et al.，2001）；费利（1997）；

巴特利（Bartley，2005）]，但之前的研究集中于失业和就业稳定性上，尚未有关注就业部门所有制属性对健康的影响的。本书的写作目的就是要填补当前知识的缺口，研究扩大公共部门就业是否可以提高国民福祉，并因此改进一国国民健康状况。从更广泛的意义上说，研究所有制属性对健康的影响将会丰富"健康的政治决定因素"这一"被研究所忽略的研究领域"（纳瓦罗，2008a）。

第四节　本书写作结构

本书写作结构如下。

第一章本书导言。

第二章陈述理论，将公共部门就业嵌入纳瓦罗等（2006）关于政治、政策、健康的理论框架体系中。在已有文献的基础上，本章将从理论上阐述，公共部门就业作为劳动力市场的政策工具，可以为公共部门的劳动者提供体面的工作条件，继而促进他们的健康；同时，公共部门就业可以作为一项福利制度的政策工具，确保提供价格低廉、可及、优质的公共服务，这对全体国民的健康也可以起到促进作用。

第三章基于2006年"中国健康与营养调查"（China Health and Nutrition Survey，CHNS）的数据，评估公共部门就业对健康在个人层面的影响。研究用自评健康（"优"或"良"、"一般"或"较差"）来衡量个人健康。自评健康已被证明是可靠的预知死亡率的指标 [吉尔哈（Jylhä，2009）；艾得勒和本亚米尼（Idler & Benyamini，1997）；莫斯和夏皮罗（Mossey & Shapiro，1982）]。研究用 Logistic 回归来处理两分类变量。这一章需要求证的假设是，公共部门的劳动者比私营经济部门劳动者更有可能报告"优"或"良"的健康状况。这一章另一个研究重点是部门内部的健康不平等。具体而言，它要探索在每个部门内部，健康如何与个人所处阶层（分别按照收入和教育划分）相关联，以及这种关联模式在两个部门间是否相同。这一章要验证的第二个假设是，个人所处阶层与其健康状况的对应关系在私营经济部门表现得比在公共部门更为紧密；这也就是说，公共部门内部的健康不平等要小于私营经济部门内部。

作为对上一章的补充，第四章对无法包括在定量分析中的一系列制度与社会因素进行定性分析。这一章先将工作单位按照所有制形式进行分类，然后简要回顾各类所有制的历史发展过程，并探讨不同所有制单位各自与政府的关系。这一章的重中之重是，用证据来让读者了解究竟是哪些因素，使得中国的公共部门在今天依然可以称得上是模范雇主——即使"铁饭碗"的终身就业与福利制度已经不复存在。这些证据来源广泛，包括现有文献、官方出版的数据、政府文件等，内容涉及劳动强度、工人管理、工作场所权力和收入平等、工作稳定性，以及相关法律法规等。这一章也提请政策制定者注意，如果中国的公共部门就业变得越来越"灵活"，那么，随着时间的推移，它在健康方面曾展现的相对于私营经济部门的优越性也可能会逐渐消失。

第五章总结全书。

第二章　公共部门就业对健康的影响：
理论框架

从 20 世纪 70 年代新自由主义兴起以来，公共部门被广泛地抨击为效率低下、无法满足人类需求。相应地，来自西方主流经济学的政策建议是私有化和削减政府规模。然而，这个观点忽视了大量证明公共部门具有效率的证据。此外，这种观点还忽视了公共部门就业对社会福利（包括健康）的贡献。本章回顾理论文献，并在此之上提出理论框架，用来分析公共部门就业与健康的关系。

第一节　理论研究背景

在经历了大萧条和第二次世界大战之后，公共部门被各国政府广泛采用，用于发展经济，促进国家自给自足，改进社会公平。但是，到了从 20 世纪 80 年代初期，英国和美国政府率先通过私有化和放松管制，从深度和广度两方面同时削弱公共部门。这一改革方案随后被诸如世界银行、国际货币基金组织等主要由美国控制的强势国际组织积极推广到全世界。到 20 世纪 90 年代，私有化几乎横扫了所有国家，包括绝大多数前社会主义国家。

西方主流经济学家对政府推进私有化的一个主要理论依据是，在宏观层面上，公共部门经济阻碍经济增长。他们提供了一些支持这一观点的例子。吉尔法森等（2001）根据 1978—1992 年间的跨国数据发现，一国国有企业就业的份额每上升一个标准差（大约是 14 个百分点），该国年经济增长率会下降 1 ～ 2 个百分点。菲利普斯和沈（Phillips & Shen，2005）针对中国的分析也得出了类似的结论：他们发现，国有企业工业产值的份额比重每下降 10 个百分点，第二年的实际 GDP 增长率会上升 0.7 ～ 1.2 个百分点；国有企业就业比重每下降 10 个百分点，实际 GDP 增长会上升 1.6 ～ 2.3 个百分点。

不过，有些研究得出了不同的结论。富勒和理查兹（1995）对 1965—1985 年 16 个发达经合组织国家的数据进行分析表明，公共部门企业规模与经济增长之间并不存在负相关关系。朱（2005）对 1960—1980 年包含大量混合经济国家的面板数据进行的分析发现，公共部门企业实际上促进了人均 GDP 增长，这一作用在统计上是显著的。在附录 A，本书也提供了对前面提到的吉尔法森等（2001）发现国有企业阻碍经济增长的文章的商榷。通过对这篇文章所使用的数据和方法更为深入的分析，我们发现，假如使当地选择数据和回归分析方法，国有企业并不会对 GDP 增长产生负面影响。因此，就目前的文献而言，公共部门是否天然效率低下似乎并没有定论。

同时，越来越多的人也逐渐意识到，只关注经济增长是有问题的，最起码是不够全面的。这是因为，首先，经济增长本身并不是目的，而是实现目的的手段，促进人类福祉、提高生活质量，这才是我们的终极目标；其次，经济增长经常无法精确衡量福利；最后，片面追求经济增长可能会以牺牲人类福祉为代价，最终将会反过来阻碍经济增长。本书在附录 B 中用定量研究证明，初始的不平等将会影响到后续的经济增长。

因此，与其追问如何能实现经济增长，可能我们更应该问的一个问题是：哪种制度更能有效地提高社会福祉？然而，与研究所有制属性如何在宏观层面影响经济增长的文献数量相比，考察所有制属性如何影响社会福祉的实证研究并不多。虽然有个别研究定量地分析公共部门经济对收入分配的影响 [朱（2005）；米兰诺维奇（Milanovic, 1994)]，但是还没有专门就所有制属性对国民健康的影响而进行的研究。[①]本书试图填补这个学术空白。接下来的一节介绍理论框架，在这一框架下，公共部门就业作为一项政策工具，起到增进社会福祉、社会公平的作用，进而促进国民健康的改善。

第二节 公共部门就业在国民健康中的作用：理论框架

本节为就业部门与国民健康之间的关系搭建理论框架，并将政治过程纳入考虑范围。如纳瓦罗等（2006）指出，尽管近年来学术界越来越关注社会—经济因素对健康的影响，但对政治过程如何影响健康的科学研究还"十分有限"（第 1 033 页）。一个例外是纳瓦罗（1992）

---

① 斯塔克勒等 (Stuckler et al., 2009) 研究了后共产主义东欧及苏联国家为何在 1989—2002 年成人死亡率出现波动剧烈的原因。他们认为，大规模私有化进程而导致的失业是主要原因。不过，这项研究对私有化现象似乎并不抱有批判态度，它倾向于认为健康的悲剧是源于太过激进的私有化，这导致社会秩序在短时间内剧烈重组、将大批前公共部门劳动者暴露在他们"不熟悉的市场条件"面前（第 404 页）。

的这篇文章逐一对各大洲在 20 世纪 80 年代的情况进行了分析，发现在社会主义制度（如中国、古巴、印度的克拉拉邦）以及社会主义力量占主导的体制（如北欧国家）的国家和地区，国民健康指标要好于经济、人口状况类似的资本主义国家和地区。在苏联，直到 20 世纪 70 年代，它在一些发展指数上仍领先于芬兰和葡萄牙等一些比较发达的资本主义国家，即使与最发达资本主义国家之间的差距也并不大。例如，苏联的人均预期寿命在 1975 年是 70.4 岁，只比美国少 8 个月，比联邦德国少 10 个月，比全球最长寿的日本则仅差了 2.5 岁。

一些更为近期的研究 [纳瓦罗等（2006）；纳瓦罗和史（Shi, 2001）] 集中探讨了发达资本主义国家中，政治过程如何影响公共政策，进而影响公共健康的具体机制。胡伯和斯蒂芬斯（Huber & Stephens, 2001）将这些国家按照政治传统，从最倾向于实施再分配到最不倾向实施再分配分为四类：社会民主（social democratic）、基督教民主（Christian democratic）、自由主义（liberal），以及权威保守 / 独裁（authoritarian conservative / dictatorship）。研究发现，更倾向于实施再分配体制的国家更倾向于实行有助于实现充分就业的劳动力市场政策，提供慷慨的社会转移支付和公共服务的福利制度，[①] 这些有再分配性质的政策接下来又促进了国民健康。如图 2.1 所示他们这一具有启发性的理论框架。[②]

[①] 在研究中，劳工市场政策由下列指标进行衡量：劳动力占全部人口的比重、妇女劳动参与度、失业率；社会福利政策则是由公共支出占 GDP 比重以及公共医疗体系的覆盖程度来衡量的。
[②] Beckfield 和 Krieger(2009) 把分析政治制度与健康不平等之间关联关系的实证研究进行了批判性的回顾。尽管文章对 1900 年以来发表的文章都进行了搜索，但也仅仅找到 45 篇相关文献；这些文献全部都是在 1992—2008 年发表，其中 84% 的研究都聚焦于发达国家。这意味着这个方向的研究还很新，需要更多的探索（尤其是针对欠发达国家）。不过，这些有限的文献已经提供了一致的证据，证明向资本主义和新自由主义的转型会加剧健康不平等，从而提高弱势群体在政治上的参与，也有助于降低健康不平等。

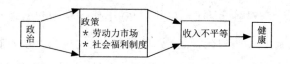

图 2.1 政治、政策、收入不平等与健康的联系

数据来源：根据纳瓦罗等（2006）调整，第 1 036 页。

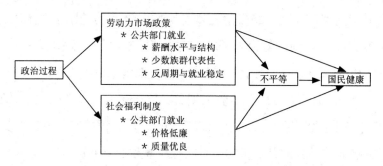

图 2.2 公共部门就业纳入政治—政策—健康的理论框架

这一政治—政策—健康的理论框架并没有特别明确地提到公共部门就业，但它为理解公共部门就业作为再分配的工具，在促进国民健康方面的作用提供了一个很有用的理论平台。首先，政治体制与公共部门就业规模之间存在一个因果关系：社会主义国家，以及由有社会主义倾向的执政党领导的国家倾向于保留较大规模的公共部门。其次，在政策上，作为劳动力市场的政策工具，公共部门就业提供收入体面而平等并且稳定的工作机会，这些对健康都有关键的影响。同时，作为实施社会福利制度的一项政策工具，公共部门可以提供价廉、优质的公共服务，这也是为确保国民健康所不可缺少的。因此，公共部门就业无论是在个人层面[①]还是在宏观层面都对健康有促进作用。如图2.2 所示提供了一个纳入了公共部门就业的、内容更为丰富的理论框架。

[①] 公共部门就业在个人层面对健康的影响将在下一章进行估算。

本节余下部分将详细阐述这个框架。

一、政治经济与公共部门就业

从历史上看，一国公共部门的规模在很大程度上受到政治制度的影响。这对于社会主义国家是显而易见的：社会主义国家中，公共部门占主导地位，并为大部分劳动力提供工作。不过，公共部门就业并不仅仅限于实行社会主义制度的国家中。如托尼纳利（Toninelli，2000）中所记录的，在西方国家，公共部门企业的繁荣和衰退与左翼政党的起伏几乎同步。见表 2.1，在英国、法国，以及北欧国家，左翼政党执政期间更可能出现对重要行业的国有化。

表 2.1　政治党派和国有化

国家	政治党派	国有化
英国	工党	
	1945—1951 [克莱蒙特·艾特里 (Clement Attlee)]	
	1946	英国银行、煤炭、铁路、航道、航空
	1947	电力
	1948	天然气
	1949	钢铁
	1964—1969 [詹姆斯·哈罗德·威尔森 (James Harold Wilson)]	
	1969	邮政、汽车、轮船制造
	1974—1979 [詹姆斯·卡拉汉 (James Callaghan)]	
	1974—1977	航空
法国	社会主义 / 共产主义政党	
	1944—1948	法国银行、四大借贷信用银行、所有航空交通、一大部分保险行业、20% 国有工业、整个能源行业（煤炭、天然气、电力）、雷诺、"土地神 - 罗纳"
	1981—1984	[皮埃尔·莫鲁瓦 (Pierre Mauroy)]
	1982	钢铁、几乎整个银行业、电信、五家主要工业企业（其中许多家工业企业在 1986 年右翼政府上台后被重新私有化）
斯堪的纳维亚、比利时、荷兰	社会民主党 "二战"后	交通、运输、自然资源

资料来源：托尼纳利，2000，第 20 ～ 22 页。

公共部门的存在，保证了政府可以通过公共部门就业，在劳动力市场和社会福利制度两个层面实行增进社会福祉的措施。此外，公共部门可以帮助政府避开中产阶级选民对直接征税的反对 [阿里斯纳等（Alesina et al.，2000）]，同时也能绕开一些国际规则（其中有些是欧盟强制推行的）对公共财政转移支付的明确限制 [塞维拉诺和维拉隆加（Sevillano & Villalonga，2004）]。不仅如此，通过公共部门就业而进行的再分配与其他形式的再分配不同，它奠定了基于公共所有（即经济基础）的基本生产关系（即一种阶级结构），从而消除了剥削产生的社会机制，保证平等的分配不会是转瞬即逝的。[①] 蒙塔纳和林持（Muntaner & Lynch，1999）在与维尔金森（Wilkinson，1999）进行商榷的文章中表达了这一观点，他们对那种不区分基础的阶级结构、拥护所有试图削减社会不平等制度的态度表示了担忧。

二、劳动力市场层面的公共部门就业

公共部门的雇主与私营经济部门的雇主有不同的目标。虽然两者都将创造利润作为目标之一，但增进社会福利的目标在公共部门来得更重要。相应地，公共部门就业呈现出与私营经济部门不同的特性，包括（但不仅限于）内部更平等的工资结构、人口结构上更广泛的劳动群体更稳定等。

（一）工资水平与结构

公共部门就业的一个重要特征是较小的收入差距。布兰克（Blank，1993）比较了 20 世纪 80 年代美国和英国在四个职位的工资水平的差别：①高级经理和专业人士；②健康、教育和福利相关的专业人士；

---

① 公共所有（或国有）制度下也可能存在剥削，但这超出了本书的研究范围。

③文员；④体力工人。研究发现，在所有的四个职位类别中，将收入最低的百分位数与收入均值进行比值，公共部门的比值一致性地高于私营经济部门（只有一个例外），而公共部门收入最高的百分位与均值的比值则一致低于私营经济部门。公共部门这样的薪酬结构可以用"高地板—低天花板"来描述：与私营经济部门相比，公共部门里低收入劳动者的收入往往相对较高，而高收入的劳动者的收入则相对较低。同时，在绝大多数情况下，公共部门最低收入劳动者的薪酬与私营经济部门最低收入劳动者的薪酬比值通常大于1，而公共部门最低收入劳动者的薪酬与私营经济部门最低收入劳动者的薪酬比值通常小于1。研究还发现，公共部门收入的"溢价"在其他国家也同样存在，包括肯尼亚 [拉玛纳汉姆（Ramanadham，1988）]，加纳 [阿帕 - 库比（Appiah-Kubi，2001）]，海地 [特里尔（Terrell，1993）]，巴基斯坦 [海德和莱利（Hyder & Reilly，2005）]，爱尔兰 [艾里什等（Elish et al.，2009）]。根据不同的统计估算方法，以及控制变量的不同，溢价的幅度有所差别。

值得指出的是，即使当公共部门名义工资并不比私营经济部门更高的时候，公共部门的劳动者可能会得到更好的福利作为补偿。有些时候，福利在公共部门劳动者的实际收入中占很大比重。例如，在1974—1975年，根据行业的不同，印度公共部门劳动者的福利占总薪酬的比重从5.1%～14.5%不等，这要远远高于私营企业劳动者的福利（拉玛纳汉姆，1988）。麦多内尔和萨里斯布利（McDonnell & Salisbury，2005）发现，截至2005年6月，美国州和地方政府劳动者的薪酬（每小时35.5美元）比私营经济部门劳动者要高46%（每小时24.2美元）。具体地说，公共部门劳动者的工资和薪酬水平比私营经济部门高40%，而福利则要高出61%。工资薪酬的溢价一部分可以用行业、职业的不同来解释，而一部分则是由于公共部门的劳动者加入工会的比例更高；公共部门劳动者在福利上溢价则主要来自劳动者参与福利计划的比率较高，尤其是退休和储蓄福利计划。

随着时间的推移，公私部门在薪酬和福利上的收入差异在不断增加。麦多内尔（2008）显示，到 2007 年 9 月，美国联邦和州政府劳动者的薪酬比私营企业高 42.6%，福利待遇高 72.8%。控制人口结构和职业因素，公共部门劳动者更高的医疗保险福利计划参与率（72% 对 52%）以及更高的退休储蓄计划参与率（86% 对 51%）解释了一大部分差距。私营企业的雇主参与"固定收益计划"（defined benefit plan）的比率尤其低（79% 对 20%），他们更加青睐于"固定投入计划"（defined contribution plan），而这对雇员来说风险较高。[①] 虽然总体上公共部门劳动者收入较高，但世界各地的普遍现象是，公共部门高级雇员的收入要低于私营经济部门相同等级的雇员，见表 2.2。

这种"低收入较高，高收入较低"的模式也可以用于描绘熟练技术工人与非熟练技术工人之间的薪酬差距。根据 1988 年法国、英国和意大利的微观数据，鲁斯佛拉和麦尔斯（Lucifora & Meurs，2006）发现公共部门雇主给非熟练工人的薪酬更高。同样地，多米耶和郎格其维斯特（Domeij & Ljungqvist，2006）将瑞典 1970—2002 年技术工人回报明显降低归因于公共部门的扩张。正如瓦伦泰和马顿（Valentine & Mattoon，2009）指出，有些人可能会将这看作"双重

---

① "固定收益计划"（defined benefit plan）承诺在退休后提供每月特定金额的收入。这一计划提供的可能是明确的一笔现金，也可能是将薪酬和服务年限等因素加入公式计算而得出的福利。大多数传统的固定收益计划的收益额，在一定幅度内，由联邦保险通过"养老金福利担保公司"（Pension Benefit Guaranty Corporation，PBGC）提供担保。与此相反，"固定投入计划"（defined contribution plan）并不保证退休后能拿到收益的具体额度。这种计划由参与的劳动者或者雇主（或两者同时）向劳动者的个人投资账户定期缴纳资金。账户的价值随着投资的价值波动而变化 [美国劳工部 (United States Department of Labor，2010)] 。

不均衡"，例如，它破坏了市场效率，给非熟练技术工人的薪酬过高，而给熟练工人的报酬过低。然而，从另一个角度看，这一模式可以被视为一种建立更平等社会的再分配机制。

表2.2　国企管理层薪酬状况

国家	与私营经济部门工资水平相比较
丹麦	一般而言，更低
法国	政策上说，应该具有竞争性
芬兰	应该具有竞争性，但一般会低一些
德国	差不多，除了在（大部分较小的）非竞争领域的公司里
匈牙利	一般而言，更低
韩国	更低
荷兰	差不多
新西兰	与私营经济部门看齐，但为了显示"公共服务"性质，会扣减一点
挪威	有竞争力，但并不超出
波兰	政策上限定，最高不能超过工业行业平均工资薪酬的6倍，但实际中可能会比私营经济部门低10倍
斯洛伐克	政策上限定，最高不能超过全国平均工资薪酬的5倍
西班牙	一般而言，更低
瑞典	政策上说，薪酬应具有竞争力，但一般不会高于私营经济部门水平
瑞士	更低
土耳其	更低
英国	一般而言，更低；在一些情况下，与私营经济部门差不多

资料来源：经合组织2005，第150～154页，第175～178页。

（二）劳动力人口特征

相比较之下，公共部门通常更愿意雇佣经济上的弱势群体，这些人可能在别的地方找不到工作或只能得到比较差的待遇。这意味着，与私营经济部门相比，公共部门不仅倾向于向弱势群体支付更多的薪酬，而且还会更多地雇佣这类劳动者。通过这些方式，公共部门就业缓解了不平等现象，为弱势群体的福利和健康做出了贡献。

种族。有研究发现，在20世纪80年代，公共部门雇佣非洲裔美国人的比例比私营经济部门更高 [卡兹和克鲁格（Katz & Krueger，

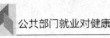

1991）；弗里曼（Freeman，1985）]。更近期的数据显示，这种趋势仍在继续。见表 2.3，在 2007 年和 2008 年，美国公共部门中，非洲裔劳动者的比例大约是 15%，而在私营经济部门，这一比例为 11%。

表 2.3　2007 年、2008 年美国雇员：按种族及所在公 / 私部门属性分类

单位：千人

		2007 年				
		所有	白人	%	黑人	%
全部		134 283	109 485		15 382	
	政府部门	21 003	16 615	79	3 058	15
	私营行业	113 280	92 870	82	12 324	11
		2008 年				
		所有	白人	%	黑人	%
全部		133 882	109 055		15 279	
	政府部门	21 258	16 771	79	3 111	15
	私营行业	112 624	92 284	82	12 168	11

数据来源：美国劳工统计局（US Bereau of Labor Statistics），人口普查表 12：按照性别、职业、属性、全职 / 兼职、种族分类的雇员情况。http://www.bls.gov/cps/tables.htm#charemp。以上按种族分类的雇员数和并不等于雇员总数，这是因为数据并未包括所有种族。

　　性别。数据显示，公共部门更倾向于聘用女性劳动者。部分原因是，公共部门的很多工作岗位一直是女性主导的工作领域，例如健康、教育和家庭服务。纳瓦罗和史（2001）指出，20 世纪 90 年代，在有较大公共部门的欧洲社会民主国家，女性劳动者比例也较高（第 483 ～ 484 页）。其他研究则发现，在 1970—1980 年，北欧女性就业增长的动力主要来自公共部门的扩张 [阿勒斯塔洛等（Alestalo et al.，1991）；弗里德里克森和托普尔（Fredriksson & Topel，2010）。中东和北非的公共部门同样有更高的雇佣女性的倾向。例如，根据世界银行（2004），在 1990 年，超过 85% 的阿尔及利亚女性劳动力由公共部门聘用（第 79 ～ 80 页）。在美国，见表 2.4，2007 年和 2008 年，女性占公共部门劳动者总量的 57%；在私营经济部门，这一比例是 46%。

表2.4 2008年美国雇员：按性别及所在公/私部门属性分类

单位：千人

	所有	男性	%	女性	%
全部	133 882	70 072		63 810	
政府部门	21 258	9 089	43	12 167	57
私营行业	112 624	60 983	54	51 641	46

数据来源：美国劳工统计局（US Bereau of Labor Statistics），人口普查表16：按照性别和部门属性分类的非农行业雇员情况 http://www.bls.gov/cps/tables.htm#charemp。

残障劳动力。更进一步地，公共部门更易于向健康状况欠佳的劳动力提供工作机会。英芳特-里瓦得和劳蒂（Infante-Rivard & Lortie，1996）调查了加拿大工人由于背痛而首次申请带薪休假后，重返工作的比率情况较低。他们的研究发现，1988—2002年，公共部门就业和工人重返岗位之间存在统计上的显著关系（第492页，表4）。他们认为，这是由于公共部门更可能考虑工人的需求，为他们调整工作内容。

此外，多项研究发现，英国公共部门更有可能遵守《残障劳动力歧视法案》中要求雇主采取积极措施、为残障劳动力消除就业障碍的条款。[①] 根据2003年《劳动力调查》（*Labor Force Survey*），伍德海姆和库比（Woodhams & Corby，2007）发现，公共部门规模是残障劳动力就业的最重要的预测指标。更具体地，控制机构规模和人力资源管理措施后，公共部门就业可以提高残障劳动力就业率26 ~ 36个百分点（第570页）。根据1998—2004年《劳动力调查》所提供的数据，赫斯特和索敦（Hirst & Thornton，2005）发现，公共部门内部残障劳动力就业数量增加的速度要快于非残障劳动力的增幅。

地域。政府常常通过公共部门为相对较贫穷或偏远地区的居民创

[①]《残障人歧视法案》于1995颁布，1996年12月生效成为法律。与其他反歧视法案不同，残障人歧视法案不仅禁止歧视残障人，而且明确要求雇主（或服务提供者）采取积极措施去满足残障人的需求。

造和提供就业机会。否则，这些地区的居民往往就只能失业或者无法充分就业。例如，美国政府于 20 世纪 30 年代设立田纳西水利管理局，这样做的主要原因之一，就是促进在大萧条中遭受了惨重损失的田纳西流域地区的经济发展（托尼纳利，2000，第 284 页）。在意大利也有类似情况，为了缩小北方和南方的差距，阿尔法•罗密欧公司（Alfa Romeo）被要求在那不勒斯附近设立了汽车工厂，聘请工人的标准是"基于政治和地域条件，而非他们的技能和工作态度"（托尼纳利，2000，第 128 页）。另外，意大利政府还通过在贫穷、欠发达地区聘请更多的教师来实施社会再分配；有作者指出（阿里斯纳，等，1999），正是这种倾斜政策，保证了在经济相对落后的意大利南方，小学和中学的班级规模与富裕得多的北方地区相比并不逊色。

（三）反周期与稳定

公共部门就业对于社会福利的重要性在经济遭遇困境的时候尤为明显。维持甚至扩大公共部门就业，是政府最便捷的政策工具之一，可用于对付经济下行时期私营经济部门投资不力和解散劳动者。公共部门就业的这种"反周期"功能在美国大萧条期间发挥得淋漓尽致：美国政府推行"罗斯福新政"，设立了包括公共事业振兴管理局（WPA，1935—1943）、联邦紧急救援管理局（FERA，1933—1935）、民用工程管理局（CWA，1933—1934）等部门。这些项目在私营经济部门都已停止雇佣的时候，每个月为美国创造了几百万个就业机会 [罗斯（Rose，2009）]。这种情况在美国历史的其他时期也出现过：弗里曼（1985）发现，在 1950—1980 年的七次经济波动中，美国的公共部门有六次都实施了增加就业的"反周期"措施。

"反周期"措施不仅意味着在困难时期增加雇佣，而且还意味着减少裁员。见表 2.5，从 2008 年 10 月到 2009 年 10 月，美国公共部门劳动者的绝对数量从 2 154 万下降到 2 119 万，降幅为 1.61%；而同一时期，私营经济部门工作减少了 594 万，降幅为 5.3%。最终的结果是，公共部门劳动者的相对份额在此期间从 16.11% 上升到 16.63%。同样的情况也出现在加拿大（见表 2.6）。

表 2.5 按部门分类的美国就业（季节调整后）

	2008 年 10 月		2009 年 10 月		绝对变化量	相对变化率
	百万	%	百万	%	百万	%
公共部门	21.54	16.11	21.19	16.63	−0.35	−1.61
私营经济部门	112.17	83.89	106.23	83.37	−5.94	−5.30
总数	133.71	100.00	127.42	100.00	−6.29	−4.70

数据来源：美国劳工局统计数据（Bureau of Labor Statistics），表 A-5。http://www.bls.gov/news.release/empsit.t05.htm 。

表 2.6 按部门分类的加拿大就业（季节调整后）

	2008 年 10 月		2009 年 10 月		绝对变化量	相对变化率
	百万	%	百万	%	百万	%
公共部门	3.46	23.80	3.41	24.27	−0.05	−1.57
私营经济部门	11.08	76.20	10.63	75.73	−0.45	−4.05
总数	14.54	100.00	14.04	100.00	−0.50	−3.46

数据来源：加拿大统计数据（Statistics Canada），表 282-0087 和表 282-0089。http://www40.statcan.gc.ca/l01/cst01/labr66a-eng.htm。

而在英国，2008 年的经济危机，不但让公共部门就业占总就业人口的比例上升（与在美国和加拿大一样），而且，公共部门就业的绝对数量也有所增加。见表 2.7，2008 年第二季度到 2009 年第二季度，公共部门劳动者从 575 万增加到 604 万，增加了 29 万，增幅为 5.03%；而同期，私营经济部门的劳动者总数则下降了 89 万，降幅为 3.74%。

表 2.7　按部门分类的英国就业（季节调整后）

	2008 年第二季度		2009 年第二季度		绝对变化量	相对变化率
	百万	%	百万	%	百万	%
公共部门	5.75	19.50	6.04	20.90	0.29	5.03
私营经济部门	23.74	80.50	22.85	79.10	−0.89	−3.74
总数	29.49	100.00	28.89	100.00	−0.60	−2.03

数据来源：英国国家统计办公室 (Office for National Statistics)，"公共部门就业统计公告：2009 年第二季度"，表 5，2009 年 9 月 16 日。http://www.statistics.gov.uk/StatBase/Product.asp?vlnk=13675 。

　　就业是减少社会不平等、提高人类福祉的一个切实可行的办法。这一节所展示的证据表明，与私营经济部门相比，公共部门通常更致力于为那些弱势劳动者提供体面的薪酬和福利，这些弱势劳动者在私营经济部门里可能找不到工作，或者无法得到充分就业。这其实并不令人感到意外，因为，对于资本家来说，充分就业和较高水平的福利并不是他们所追求的理想状态。恰恰相反，如马克思在《资本论》（〔1867〕1967）中所指出的那样，"如果成本大致相同，对于每一个资本家而言，符合其绝对利益的做法是从较少而不是较多的工人身上榨取等量的劳动"。换句话说，如果劳动者人数相同，符合资本家绝对利益的做法是向劳动者提供较吝啬，而不是用较慷慨的福利来获取等量的劳动。这一趋势从 1980 年以来日渐明显，全球化导致"产业后备军"（马克思主义对"失业工人"的称谓）不断扩张，而私营经济部门可以随便从中挑选劳动者。这导致私营经济部门越来越多地将工作外包给国外更便宜的劳动力，或者，这至少使得私营经济部门"将生产进行外包"的威胁变得更加可信。全球化通过这种方式控制着发达国家和发展中国家私营经济部门的劳动者，使他们不敢在工作中有所放松（夏皮罗和斯蒂格利茨，1984），或主张合理的物质补偿与政

治权利 [卡莱茨基（Kalecki，1971）；波林（1998）]。考虑到全球化在可预见的将来仍将继续扩张，劳动力市场中政府和公共部门的角色对于维护劳动者福利和健康来说，就变得越来越重要。

三、公共部门就业在社会福利制度层面的作用

在劳动力市场层面，公共部门就业主要的受惠者是公共部门的劳动者及他们的家人。公共部门劳动者越多，占总就业人数的比率越高，就有越多人——通常是弱势群体——受惠于这类提供体面薪酬、平等而稳定的工作。不过，公共部门就业的好处不仅限于此。公共部门就业在社会福利制度层面发挥着一个重要职能，那就是以合理的价格提供对全体公民的健康至关重要的可靠、廉价的商品和服务，而从中受惠的不仅是公共部门劳动者及其家人，也包括私营企业劳动者、失业者，以及未充分就业的人。

社会福利制度通常是指政府向公民提供全面的、人人享有的公共服务，包括公用事业、交通、医疗、教育、娱乐等。由于这些服务具有公共产品的属性，有效地提供这些服务通常需要一个强有力的政府。从历史上看，一国公共部门中，一直有很高比例的劳动者从事公共服务的提供。在 21 世纪的前十年里，这一比例在很多国家都呈逐步上升趋势，其中一部分原因是工业部门的私有化。

表 2.8 展示了这一趋势。在此表中，国家按照政治传统（如对再分配的重视程度）分组。这种分类方法源自胡伯和斯蒂芬斯（2001），纳瓦罗等（2006）又对其做了改进，加入了"南欧那些历史上曾经由威权或集权保守主义统治的国家"（第 1 033 页）。纳瓦罗等（2006）发现，首先，在公共部门健康和教育领域工作的劳动者占公共部门劳

动者总数的比例的变化趋势，确实符合胡伯和斯蒂芬斯（2001）按照
国家对再分配的政治重视程度进行的分类：在两个时间段里（1995—
2000 年以及 2001—2008 年），公共部门在健康和教育领域工作的劳动
者占公共部门劳动者总数的比例在最具有再分配的政治传统的社会—
民主体制国家最高；接着排在后面的是基督—民主体制国家，再后是
自由体制国家，最后是曾经经历独裁体制的国家。然而，无论政治传
统如何，在所研究的每个国家内，除少数差异外，健康和教育部门劳
动者人数都占据着公共部门劳动者总数的一大部分（35%～68%）。
同时，在所有国家里，这一比例在 2001—2008 年比 1995—2000 年普
遍有所上升（只有加拿大后一时段的比例有所下降，但降幅不大）。
例如，在人类发展指数（Human Development Indicators）排名第一的
挪威，其公共部门中健康与教育领域的就业人数占公共部门就业总数
的比例在 1995—2000 年为 58.6%，2001—2008 年，这一比例上升到了
65.6%。

　　事实上，公共服务领域的公共部门就业是社会福利制度和劳动
力市场在政策层面相互作用、互相支持的结果。如库萨克（Cusack，
1989）等所描述的，"政府想要扩充就业，就会在社会服务领域（健康、
教育和福利）和社区服务领域增加劳动者，提供更多的公共管理、图
书馆、博物馆、文化活动等"（第 476～477 页）。因此，社会福利
制度下的公共服务部门有着双重职能：为公共部门劳动者提供体面
的工作，反过来，这些公共部门的劳动者又帮助政府为全体公民提供
公平可及的、质优价廉的公共服务，而这些公共服务对健康至关重要。

表 2.8 健康与教育领域就业占公共部门总就业数比例
1995—2000 年、2001—2008 年

政治传统	国家	平均值 1995—2000 年	平均值 2001—2008 年	变化率 /%
		(1)	(2)	(2)-(1)
社会民主	丹麦	64.40	68.11	3.71
	芬兰	62.60	64.44	1.84
	挪威	58.58	65.62	7.04
	平均	61.86	66.05	4.20
基督教—民主	意大利	55.88	55.89	0.01
	荷兰	55.50	59.43	3.94
	平均	55.69	57.66	1.97
自由主义	加拿大	58.37	57.77	-0.60
	英国	53.12	55.48	2.35
	美国	50.27	51.91	1.64
	平均	53.92	55.05	1.13
前集权主义	希腊	34.64	37.26	2.61
	西班牙	43.32	45.95	2.63
	平均	38.98	41.60	2.62

数据来源：世界劳工组织劳动统计 (ILO-LABORSTA)。http://laborsta.ilo.org/STP/guest 国家的选择是基于胡伯和斯蒂芬斯（2001）的标准，并受限于数据的可获得性。

　　与公共部门不同，私营部门更倾向于根据利润最大化的原则来决定提供商品和服务的数量与价格。理论上讲，由于公共服务通常涉及信息不对称和正外部效应，私营经济部门提供的服务往往在数量上低于社会最优水平，而在价格上高于社会最优水平。相比之下，公共部门更倾向于服务于公共利益——即使这样可能会有损于经济收益，这得益于公共部门在政治和再分配上的考量，以及更加宽松的预算约束。有人可能会认为，私有化和市场竞争可以给消费者提供质量更好的产品、更多的选择。然而，这不一定是真实的。私营经济部门提供公共

服务的效率如何，正、反两面的例子都存在。在发达国家，尤其是在发展中国家，私有化和放松管制导致生活必需品和服务的价格上升，而质量不升反降的例子并不少见。

（一）来自公用事业的证据

根据联合国教科文组织（United Nations Educational，Scientific and Cultural Organization，UNESCO）（2009），无法获得洁净水是导致发展中国家持续贫困和疾病的主要原因之一。从 20 世纪 80 年代后期开始，在世界银行和国际货币基金组织的大力支持下，供水私有化的浪潮席卷了很多发展中国家。这里的假设前提是，私营经济部门更有能力、更有激励来提高供水质量，扩大供水范围。加里阿尼（Galiani，2005）等的一项研究发现，在 90 年代，阿根廷儿童死亡率在供水私有化地区下降了 8%。

但是，也有大量相反的证据存在。在广泛、系统地检索了 1995—2005 年发表的关于拉丁美洲发生在 1989—2000 年的供水私有化的案例与文献后，毛拉尼（Mulrany，2006）等得出结论，不管是在扩大供水范围还是在减少儿童死亡率方面，都没有证据显示公共部门相比私营企业效率更低。作者同时警告说，私有化会伤害政府长期提升公共健康的能力。这一研究涉及的国家包括阿根廷、巴西、玻利维亚、墨西哥、尼加拉瓜、智利和秘鲁。

卡斯特罗（Castro，2007）也系统地研究了私营公司在拉丁美洲（阿根廷、墨西哥和玻利维亚）与欧洲（英格兰和威尔士）参与供水和提供卫生服务的经验。作者发现，私营自来水公司提供健康服务的意图并不在于将服务延伸到穷人；恰恰相反，它们试图向富裕地区住户拓展业务，并从中获利。例如，1993—2001 年，大布宜诺斯艾利斯地区的私营自来水公司（以法国苏伊士集团为行业领头羊）的经营利润率从 13% 大幅增加到 20%（第 762 页）；反观这一区域最贫穷的 10% 人群，2004 年，他们需要花费 9% 的收入去购买水和卫生服务，远远超出大布宜诺斯艾利斯地区这一指标的平均值（1.9%）。在这里，那些认为私营公司可以解决为贫穷地区提供生活必需服务这一公共部门无法解决的问题的观点，并未得到证据支持。

有人提出，水务私有化过程中遇到问题的根源不是在私有化经营，而在于政府作为监管主体的不利管制 [赛格菲尔德（Segerfeldt，2005）]。这类观点认为，如果私有化的设计、执行和政府监管过程都合理，私有化将会收到良好效果。但是这类观点是自相矛盾的。推动私有化的一个主要论点就是认为政府缺乏效率，能力不足。因此，要求发展中国家的政府有能力有效监管私有化进程的论点，其本身就值得商榷。归根到底，即使在发达国家，政府也往往无法有效遏制私营企业对利润的追逐。

美国加州的电力危机提供了一个很好的例子。加州的电力行业，尽管属于私营，一直处于政府的严密监管之下。为了在意外电力短缺时保障电力不中断供应，额外发电能力不可或缺。但在 20 世纪 90 年代中期，加州政府放松了行业监管。从那时起，追逐利润的发电企业不再投资于额外发电能力，结果，当加州在 2000—2001 年出现严重电力短缺时，电力的趸售价格猛涨，这让发电企业的利润猛增了 500%[科兹（Kotz，2006）]，甚至 700%[普拉夫（Plaff，2001）]。与此形成鲜明对比的是，同一时期，在包括洛杉矶在内的加州几个供电系统为政府所有的城市，并没有出现电力危机及电力价格上涨的情况。

伯德萨和纳利斯（Birdsall & Nellis，2003）通过对 20 世纪 80 年代以来关于基础设施私有化的效率与公平的文献进行回顾，得出结论：

至少在短期内，绝大多数私有化都加剧了资产和收入分配的不平等。实际上，全球公众对供水和能源行业的私有化有了越来越强烈的抵制。霍尔（Hall，2005）等显示，截至 2004 年，世界范围内，工会、当地社区和消费者的共同努力有效终结了私有化进程（阿根廷、玻利维亚、法国、德国、南非和泰国），放弃了私有化政策（巴西），拒绝了私有化建议（巴西、洪都拉斯、匈牙利、波兰和瑞典），以及重新国有化（多米尼加）。

（二）来自卫生行业的证据

在发展中国家，由公共部门提供医疗服务异常重要，因为发展中国家多数人口没有能力支付哪怕是最基础的服务。根据一项对亚洲国家医疗制度绩效的大规模回顾分析，拉南 - 艾利亚和索马纳山（Rannan-Eliya & Somanathan，2005）总结出中、低收入国家惠及、保护穷人必不可少的三个要素：强调人人享有的国家政策、基于税收的体系、由公共部门提供的服务（第 12 页）。

在发达国家，来自与健康更直接相关的行业（制药、医疗、医疗保险）的证据，不支持所谓私营体制更有效率的观点。例如，不断攀升的药价已经成为美国医疗成本猛增的主要原因，而美国政府试图遏制药价上涨的多项努力均已被证明无效。根据《纽约时报》2009 年的一篇报道（威尔森，2009），制药企业针对旨在遏制药价的医疗改革采取了反抗措施，这些措施可能有效抵销掉了新的改革措施所节约的成本。例如，观察发现，当国会给政府经营的"65 岁以上老人医疗保险"（Medicare）增加了药品报销的福利后，制药行业于 2006 年大幅上调了药品价格，"涨幅之大为六年来所未见"。在 2008 年，由于预计将通过重大的医改法案，制药行业将品牌处方药的批发价格上调了约 9%，尽管同期消费价格指数下降了 1.3%。

此外，沃尔汗德勒和希米尔斯坦（Woolhandler & Himmelstein，1997）通过多变量分析发现，美国营利性医院有着最高的总成本和最高的管理成本，而公立医院的两类成本则最低。类似地，政府运营的"65岁以上老人医疗保险"的管理费用仅为总费用的4%，而私营医疗保险的管理费用则高达30%。私营经济部门的管理成本耗费在了营销、过度官僚，以及管理者的巨额薪酬和奖金上（纳瓦罗，2008b）。

对利润的追求往往不仅对消费者的钱包意味着更高的成本，而且对他们的健康也意味着更高的成本。撒切尔政府在1991年把一套"付费者驱动的竞争"机制引进了英国的国家卫生服务体系（National Health Services，NHS），目的是以此来降低成本、提高病人满意度。然而，这一内部市场机制并没能实现这些目标。普罗帕（Propper，2004）等用一个普遍使用的医疗质量指标——急性心肌梗塞入院30天内死亡率——衡量医疗结果，同时控制干扰变量如医院特征、病人的实际与潜在特征等。他们的研究发现，医院间竞争程度与医疗结果之间存在一个虽然较小但却稳定的反向相关关系。1997年，这项内部市场改革被终止。霍维兹（Horwitz，2005）分析了美国医院协会（Aerican Medical Association，AMA）关于全美所有城市急性护理医院的数据后发现，1988—2000年，营利性医院更倾向于提供营利能力较高的医疗服务（例如心脏直视手术），政府医院更倾向于提供利润率相对较低的服务（例如精神科急诊服务），而穷人和保险不充足的病人对此类服务常常有相对更高比例的需求（第796页）。

作为美国政府运营的医疗体系，退伍军人健康管理局（VHA）在美国消费者满意指数（American Customer Satisfaction Index）的评分中超过了私立医院：满分100分，私立医院得分为68分，而退伍军人健康管理局在住院治疗服务、急救服务、药品服务等方面都超过了80分

[帕林（Perlin）等，2004]。这一优异表现，得益于其对集成电子医疗记录系统的广泛使用，这极大提高了效率、安全性和医疗质量。与此形成对比的是，尽管公众一致认为采用这一系统十分有必要，私营医疗机构的医生或医疗服务提供者却很少使用 [吉哈（Jha）等，2009]。朗曼（Longman，2007）提到，政府和私营体系对待电子医疗记录系统存在差别态度的根源在于，退伍军人健康管理局的医生都是领取政府工资的公务员，他们没有必要通过游说，去抵制看起来不符合利润最大化的投资。

第三节　政府负担得起吗？
——以欧洲主权债务危机的根源为例

对于由公共部门来提供教育、医疗等重要服务的主张，一个经常被问到的问题是，政府负担得起吗？这一节，我们从一个独特的角度——欧洲主权债务危机的根源切入，来探讨"政府是否负担得起"的经典问题。

一、欧洲主权债务危机

2009 年年底，主权债务危机（Sovereign Debt Crisis）在希腊爆发；短短数月，爱尔兰、葡萄牙、西班牙、意大利等多个欧元区国家也相继陷入危机。为了维护欧元及欧元区各国经济的稳定，欧盟联合国际货币基金组织（IMF）在 2010 年 5 月出台了总计为 7 500 亿欧元（约10 500 亿美元）的救助计划，为面临危机的欧元区国家提供帮助。不过，免费的午餐并不存在，要想得到救助，必须要满足严格的条件——那就是，受援国政府必须实行财政紧缩（fiscal austerity），包括要在 2014 年年前按照欧元区成立之初签订的《稳定与增长协定》把预算赤字占 GDP 的比例控制在 3% 以下。

为了得到救市资金，处于危机的各国政府纷纷出台削减政府社会福利支出的紧缩计划，包括减少养老金支付、提高退休年龄、减少对失业者的救助、给公务员减薪、放松对劳动力市场的管制等。例如，西班牙政府打算把退休年龄从 65 岁提高到 67 岁、降低公务员的工资，并让解雇劳工变得更容易；法国萨科奇政府计划将退休年龄由 60 岁提升到 62 岁，将可领取全额养老金的年龄从 65 岁提高至 67 岁（2010 年 11 月 10 日已经成为法律）。欧元区主导国德国及欧元区之外的英国也都出台了相似的政策。

这些大肆削减社会福利的措施，以及居高不下的失业率，在欧洲多国引发了全国性的罢工、罢课和示威游行。许多民众认为，这次经济危机是金融机构的投机行为，政府监管不力造成的，而现在政府却想通过削减工资和养老金福利、提高退休年龄，把责任转嫁到百姓身上。数百万工人和学生的抗议活动造成了公共交通的瘫痪、生产和生活的停滞，甚至发生了流血冲突。

二、新自由主义对危机的解释与对策

欧洲央行和 IMF 等许多国际机构及大批新自由主义经济学家认为，导致这场欧洲债务危机并引发一系列社会动荡的罪魁祸首是这些国家过高的财政赤字，而导致赤字的根源，则是欧元区各国政府"过分慷慨"的"从摇篮到坟墓"的国家福利制度；是政府长久以来不得不为了维持福利制度而大量举债，向企业课重税，结果牺牲了经济效率，还助长了懒惰的生活作风。按照这个思路开出的药方就是，削减包括医疗、教育、养老、失业救助等在内的社会福利支出，以此来控制政府开支和财政赤字。

三、凯恩斯主义对危机的解释与对策

不过，一些实证研究似乎并没有支持所谓"福利制度是罪魁祸首"的论断。一些对工业化国家的研究发现，在过去的 30 年里，政府公共福利支出会减缓经济增长的说法并不成立，二者之间没有显著的相关关系；尤其是北欧一些福利水平更高的国家，其生产效率和经济增长速度在相当长的时期并不比美国逊色，甚至还要更好。同样，不灵活的劳动力市场会导致高失业的说法也是站不住脚的：20 世纪 60 年代，欧洲的劳动政策要比美国严格得更多，但那时欧洲的失业率并不比美国高。

一些经济学家，特别是凯恩斯主义经济学家认为，就这次危机的根源而言，欧洲和美国都一样，导火索都是金融市场的投机造成房市和股市泡沫的破裂，最终导致需求不足，而不是什么福利制度造成的财政问题。例如，有研究显示，从 2000 年到 2007 年，西班牙的经济增长率都维持在 3% ～ 4%，其债务占 GDP 的比率已经从 50% 多逐渐降到 30% 多，债务利息占 GDP 的比率已经从 3.2% 降到了 1.6%；这表示，至少在危机发生以前，西班牙的政府并不存在严重的债务问题。

而真正发生危机是在 2007 年：受到金融海啸的影响，西班牙在 2000—2006 年间积累的大量的房市泡沫在这一年破裂，市值缩水超过 80%；紧接着，股市泡沫的破裂使市值也从 2007 年到 2008 年缩水超过一半；另外，国际经济形势的低迷又影响了西班牙的出口。换句话说，西班牙现在面对的财政赤字、债务危机和居高不下的失业率（超过20%）更像是经济衰退、有效需求不足的"结果"，而不是"原因"。

因此，一些经济学家，尤其是凯恩斯主义经济学家认为，挽救这场危机对症下药的手段不应该是紧缩财政、削减社会福利支出的"顺周期"（pro-cyclical）调整，因为这无异于在已经低迷的经济再浇上一盆冷水；[①] 相反，扩张性的政策对刺激有效需求、复苏经济也许更有效。

四、美国的扩张性财政政策与美元的霸权地位

与欧洲国家普遍实行紧缩政策相反，美国自危机开始就连续采取扩张性政策。2009年3月，由于利率已经接近于零，常规通过继续降低利率来刺激经济难以奏效，美联储动用非常规手段——"量化宽松"（quantitative easing, QE），即通过购买长期债券、增加货币供给来刺激需求。这种"量化宽松"的手段实际上并不是第一次在历史上使用——日本自2001年以来已多次用过这种手段来应对相似的需求不足问题。虽然日本的债务对GDP的比率长期在200%周围徘徊，但并没有带来一些人们担心的通货膨胀问题。除了日本和美国外，处于欧元区外的英国也在2009年3月在利率不能再降的情况下（约0.5%），通过"量化宽松"，向经济直接注入了总计2 000亿英镑，相当于12%的GDP。

---

① 爱尔兰就是这样一个例子。爱尔兰在2008年年末开始采取紧缩政策，IMF当时预测爱尔兰在2009年会有1%的经济增长，结果一年下来，紧缩的财政和严格的预算计划并没有能帮助爱尔兰经济走出阴霾——爱尔兰的增长率为负的10%。2010年11月下旬，爱尔兰最终正式向欧盟申请价值超过1 000亿美元的经济援助。

美联储在第一轮"量化宽松"里总计购入为 1.75 万亿美元的债券，其中大部分用于消化"房利美"和"房地美"的不良债券，余下的则用来购买较安全的政府债券。这一轮虽然对于阻止经济迅速下滑起到了一定作用，但截至 2010 年第三季度，美国的经济复苏仍然缓慢，仍有 1 500 万人处于失业状态。2010 年 11 月，美联储宣布展开了第二轮"量化宽松"，计划在 2011 年第二季度之前再购买总计为 6 000 亿美元的政府债券，用于刺激私人投资和消费，增加就业，应对通货紧缩的压力。同时，美联储将继续把联邦基准利率维持在 0% ～ 0.25% 的历史低位。

有人测算，如果欧洲央行效仿美联储购买欧洲各国政府的债券，将会有效地刺激各国的需求回暖；而且，根据日本和美国的经验，不必担心这种扩张性政策会带来通货膨胀。相反，目前整个欧元区的通胀率仅为 1%，西班牙的通货膨胀率几乎为零，反倒是有通货紧缩的压力，而"量化宽松"的政策恰恰有助于缓和通货紧缩的压力。而且，少量的通货膨胀预期（3% ～ 4%）会有助于刺激企业投资。

然而，由于制度的限制，欧元区国家难以效仿美国的做法：美国能够通过非常规的货币扩张政策应对危机，无非是得益于美元的世界霸权、铸币权的。而欧元区各国，虽然在政治上和经济政策上仍保持相对独立，但货币上却是统一的，任何一个国家都没有像美联储或日本央行那样可以自主货币发行的中央银行，无法通过创造货币的方式置换政府债券；各国货币发行和控制利率的权利由欧洲中央银行和欧盟委员会以及 IMF 共同决定。而这些机构一直把控制通货膨胀摆在比刺激经济和就业更优先的地位，即使在经济衰退的时候也极力推行紧缩政策。

五、美国政府财政的顽疾——医疗费用

不少人认为，美国政府财政的症结在于其最大的社会保障项目（Social Security），即由联邦政府运行的养老保险。尽管这项始于1935年"罗斯福新政"时期的福利项目所提供的保障水平远比欧洲要低得多，但长期以来，美国的政客和资本势力拿它大做文章，批评这个由政府主办的项目缺乏效率，会拖垮经济。曾有民调显示，在像《华盛顿邮报》《纽约时报》这样的主流媒体的宣传下，已经有越来越多的民众开始相信，如果想要保住"政府养老保险"项目，就必须降低福利水平，否则政府将无力支持。2010年11月，共和党在获得国会中期选举胜利之后马上起草了一份计划书，建议将在2012年之后大幅削减福利水平、提高退休者从"政府养老保险"领取退休金的年龄。

不过，来自美国官方的证据表明，政府运作的"政府养老保险"其实是有效率的，其管理成本比私人部门运作的类似项目要低得多，在未来相当长的时期内将不存在入不敷出的问题。例如，数据显示，即使不做任何调整，至少在2037年之前社会保障项目可以按计划全额支付退休人员的养老金；2037年之后，虽然退休者所得的有可能会得到的仅相当于计划发放数额的75%，但绝对数额将会比目前的退休金高（已扣除物价因素）；2100年的退休者可以预计获得相当于目前退休金两倍的数额。

可见，再有效率、再必要的福利制度都会受到批判甚至诋毁；从这个意义上来说，很多对社会福利国家的攻击更像是一场意识形态的斗争，也是背后利益集团的斗争，而不是建立在科学的态度和事实上的，更不是从普通民众的利益出发的。

应该指出，前面提到的美国靠创造货币的方式对付危机并不是没

有成本，可以无限使用的。如果两轮"量化宽松"之后对有效需求的刺激仍不见效，美国财政的清偿力也有可能出现问题。实际上，美国未来财政上的最大隐患是在医疗这一块。在过去的30年里，美国的医疗总费用占GDP的比重上涨了超过一倍；美国国会预算办公室（CBO）测算，按照当前医疗费用的上涨速度，美国的医疗总费用占GDP的比重将在2035年再翻一番，达到31%。尽管美国政府没有像欧洲一样为所有国民提供医疗保障，而只是为老年人和极低收入者从私营医疗机构购买服务，但目前这部分已经成为美国政府财政支出中最大的一块，远远超过教育、养老和国防。一旦这部分失控，将会严重威胁美国政府的财政能力。

美国现在的情况并不乐观。有研究说，如果美国的人均医疗费用降到其他发达国家的水平，那么，即使考虑到人口老龄化的趋势，未来也不存在任何财政入不敷出的问题，甚至还有盈余。奥巴马在2010年3月签署的对医疗保险制度的改革法案如果能够顺利实施，或许有助于减缓医疗费用的增长，但是，随着民主党逐渐被共和党占了上风，医疗费用能否得到有效控制再次成为疑问。共和党曾经多次试图通过增加实施法案的困难来挫败改革。例如，曾经有共和党的法官质疑奥巴马的医改法案中"强制购买保险"一条违反宪法。

六、启示

身处不断变革中的中国，应该能够从余波犹存的欧洲危机中吸取到什么样的经验和教训？是不是因为欧洲爆发了危机、民众走上街头，就要从根本上否定福利制度，就要削减福利水平，就要否定政府为老百姓提供公平有效的医疗、教育、养老等福利的责任？是不是因为美国的情况看起来没有欧洲这样糟糕，而推出美国的"唯市场"制度更值得推崇的结论呢？

显然不是。本书将在附录C，对发达国家中唯一的、以私营部门为主导的美国医疗体制和医疗改革，进行更为深入的政治经济分析。我们可以看到，由于受到逐利机制的驱使，加上两党政治的掣肘，美国的医疗体制和医疗改革成了对利益集团的迎合。结果是，美国的医疗花费远超其他任何发达国家，而在人均预期寿命和婴儿死亡率等重要健康衡量指标上，却远远落后，这对于美国普通民众而言，是极其无效率的。相比之下，中国福建省三明市在维持公立医院性质不变的前提下，对其进行一系列的改革，结果是降低了医疗费用，提高了服务质量，真正符合了广大人民群众的利益。可见，由公共部门来提供福利服务，未必是低效率的。

应该承认，欧洲的福利体制并不是没有问题；现代医学的发展模式以及政府医疗保险体制在控制医疗费用上的乏力，也确实为未来的财政带来了隐患。如何在不影响质量的情况下控制住医疗费用的上涨，减少政府、企业和个人的负担，是未来摆在欧洲人、美国人甚至全世界面前艰巨的问题。不过，综合上面的分析，2008年以来的经济危机更直接的原因也许不是财政支出过多，而是财政收入方面出现了问题；而财政收入不足又源于需求不足，包括消费者的需求不足和企业的需求不足，以及出口的外需不足；而需求的不足又是国内、国际的房市和股市泡沫从成长到破裂的过程造成的；再进一步，产生这些泡沫的罪魁祸首是以华尔街为首的金融机构的投机行为。

但是，现在我们看到的是，真正为危机埋单的却是普通的老百姓。银行家们并没有失去工作，依然拿着天文数字的奖金、分红，经济学家们则忙着把危机的原因扣到老百姓和福利制度头上，盘算着削减老百姓在养老、医疗等各项福利。这有失公平，也无怪乎欧洲民众要通过游行、示威来表达不满。

最后，但也是非常重要的一点，认为政府不应承担福利是对历史的不了解。我们不能看到欧洲民众对削减福利的反应强烈就说"一开始就不应该实施福利制度"。该不该实行福利制度不取决于哪个人，哪个阶级、阶层的意愿，它的形成是历史的选择。

最早的福利国家制度起源于德国，其缔造者正是被称为"铁血宰相"的俾斯麦。1871 年的法国巴黎公社起义对俾斯麦的触动很大。为了避免类似颠覆政权的事件在德国发生，俾斯麦政府采取了"大棒加胡萝卜"的政策，一方面全力镇压在社会民主党领导下、日益壮大的工人力量；另一方面；在 1888 年颁布了《健康安全法案》（*Health Security Act*），为工人提供健康保险等社会福利，以缓和阶级间的矛盾。不过，这个法案只是为一部分工人提供保险，而且保险水平依工人的工作类型、行业的不同而不同，且分别由不同的机构管理。此后，是在社会民主党的推动下才建立了全民医保，实现了管理上的中央集权和保险水平的均等化。美国新政时期实施的"社会保障"（Social Security）也是在工人运动不断发展的时候、罗斯福政府为缓和阶级矛盾而做的努力。①

因此，福利国家制度的建立是普通劳动者对病有所医、老有所养等基本人权的正义的追求的结果，也是当政者审时度势、维护社会稳定、

---

① 不过，与许多其他工业化国家不同的是，美国没有一个代表工人阶级利益的政党，工人的意愿表达最多是通过民主党来实现一部分，但非常有限；资产阶级相对于工人阶级来说处于绝对优势。"二战"后，美国人民希望政府对他们在战争期间所做的牺牲有所补偿，希望建立覆盖全民的健康保险。工业工会组织 CIO 和手工业工会 AFL 都表达了这个意愿。但这并不是资产阶级看到的。于是，作为资产阶级代言人的美国国会在 1947 年通过了《塔夫脱－哈特莱法》（Taft-Hartley Act，又称"劳资关系"法），表面上看，支持劳方就健康保险等福利与资方谈判，但却在实质上挫败了工会建立覆盖全民医疗保险的诉求。这部法还对工会运动进行严密的监控，并禁止各行业工会联合行动（例如，钢铁工人不能因为要支持矿工而罢工）。通过这部法，美国政府严重打击了工会的力量，美国也始终没有能够建立像欧洲一样覆盖全民的福利制度。

调和社会矛盾而做出的必要改革，是在当时那个历史时刻除此之外无他的必然选择。否则，执政者的政权将会受到严重威胁。如果因为看到西方的福利制度出现了问题就说西方实行福利制度是错误的选择，是缺乏对历史逻辑的把握，更是缺乏对国家长治久安的责任感。

第四节　小结

　　本章为探讨公共部门就业对健康的影响提供了一个理论框架。这一框架表明，公共部门就业是有效的政策工具，可以用于提升社会福祉，并最终促进健康。更确切地说，在劳动力市场层面，公共部门为其劳动者提供了体面的工作；而在社会福利制度层面，公共部门就业保证了公共服务的顺利提供，并且保证价格合理、质量可靠。在这一框架的基础上，我们可以从实证数据上探究公共部门就业对健康的影响。

第三章　公共部门就业对健康及健康不平等的影响：微观层面的证据

2008 年后的经济危机促使很多政府采取凯恩斯的经济刺激计划，许多国家公共部门的劳动者人数也相应增加。由于公共部门与私营经济部门的经营常常有不同的目标函数，充分理解这两个部门的区别，是弄清楚劳动力市场变化的重要切入点。本章使用中国健康和营养情况调查 (CHNS) 的数据，在个人层面分析就业对健康的影响以及部门内部的健康不平等情况。[①]

第一节　引言

公共部门与私营经济部门的经营目标常常是不同的。私营经济部门主要是为了赚取利润，而公共部门则在很大程度上追求社会和政治

[①] 本章的主要结果发表于英文期刊，*International Journal of Health Services*，2011 年第 4 期。

目标，例如消除贫困、失业和不平等现象。两种体制可能因此在工作条件上有所差别，进而会对员工产生不同的福利结果。理解两种体制的区别，是理解劳动力市场的重要切入点。

劳动经济学的文献中已经有了很多关于公、私两大部门区别的实证研究，例如在收入 [海德和莱利（Hyder & Reilly，2005）；迪斯尼和高斯灵（Disney & Gosling，1998）；波兰德等（Borland et al.，1998）；波斯特 - 维纳和土伦（Postel-Vinay & Turon，2007）；鲁西法拉和莫尔斯（Lucifora & Meurs，2006）；果尼克和雅克布斯（Gornick & Jacobs，1998）]；非货币性的附加福利 [莫尔（Moore，1991）；白朗特和林克（Bellante & Link，1981）]；工会密集程度（弗里曼，1988）；工作稳定性 [布劳仕和史密斯（Bloch & Smith，1979）；霍尔（Hall，1972）]；工作满意度 [德桑蒂斯和德斯特（DeSantis & Durst，1996）；德姆西斯和吉阿纳克保罗斯（Demoussis & Giannakopoulos，2007）]；医疗保险的使用情况 [吉门内斯 - 马汀等（Jiménez-Martín et al.，2004）；亨德森等（Henderson et al.，1994）]；工作条件 [陈和程（Chen & Cheng，2010）] 等。但是，几乎没有研究涉及两种体制对健康产生的不同的结果。

另外，流行病学上有关就业对健康的影响的文献中，关注重点通常是就业与失业者 [布莱纳和蒙尼（Brenner & Mooney，1983）；卢姆（Ruhm，2005）；正式劳动者与非正式劳动者 [吉阿蒂等（Giatti et al.，2008）；卢德米尔和刘易斯（Ludermir & Lewis，2003）]；永久劳动者与非永久劳动者 [瓦塔能等（Virtanen et al.，2005，2006）] 在健康上的差异。然而，几乎没有人注意到就业部门（公共部门还是私营部门）在健康中所扮演的角色。即使是在那些注意到了所有制部门差异的影响的个别例外中，也没有任何一项研究专门考察所有制部门对健康的影响，这几个研究最多只是将其作为一个控制变量加入就业—健康关系的计量经济学模型中。

例如，纳特斯托姆（Netterstrom et al.，1999），以丹麦工薪阶层男性为对象，对工作压力与心肌梗死（心脏病）发生的风险进行了一项病例对照研究（76 个病例、176 个对照）。就业的所有制部门作为他们研究模型中有关人口特征的控制变量之一。他们的研究表明，控制其他变量，在私营经济部门工作比在公共部门工作有更高的发生心肌梗死的风险（相对风险比率 3.1，95% 置信区间 1.8 ～ 6.1）。而且，这种关系在白领阶层身上更突出（相对风险比率 5.0，95% 置信区间 1.6 ～ 10.1）。这项研究特别指出，这种就业所有制部门与健康之间的相关关系"此前从未被描述过"（第 339 页），而且是"未曾预料到的"（第 342 页）。然而，这一篇文章并没有继续深究这一有趣的发现。史等（2002）使用美国 1996—1997 年"社区跟踪调查（Commnunity Tracking Survey，CTS）"的家庭调查数据，考察了高质量的初级卫生保健能够在多大程度上降低收入不平等—健康（衡量指标为自评健康和抑郁程度）之间的负相关关系。就业部门的所有制属性在这项研究中被作为自变量之一。不过，这项研究的结果并未显示所有制部门与健康间有任何显著的相关关系。相类似地，在一项考察控制"初始健康水平"是否会影响众所周知的非自愿性失业—健康之间的负相关关系的研究中，伯佳德等（Burgard et al.，2007）也把就业所有制部门作为一个控制变量，并在文中简短地提到，"对于在私营经济部门工作的研究对象来说，他们非自愿失业的风险和医疗保障不足的风险都比较高"（第 370 页）。这一研究最后得出并不确定的结果：他们基于"美国生活改变研究"（American's Changing Life Study，ACLS）的数据所进行的最小二乘法分析发现，私营经济部门劳动者自评健康为"差"的概率显著更高，但基于"威斯康星州面板研究"（Wisconsin

Longitudinal Study，WLS）的数据进行的分析，却并没有发现就业部门与健康之间存在显著的相关关系。

　　综合来看，以上这些研究没有一个是针对就业所有制部门和健康状况之间的关系所进行的专门研究。正因为如此，它们虽然给出了参数估计，但是并没有提供进一步的解释。而且，这些研究的研究对象皆是发达国家，换句话说，我们对发展中国家或转型国家中所有制部门和健康的关系的了解更加有限。本章期望填补这个研究空白。此外，2008 年的经济危机促使很多政府都采取了凯恩斯主义的刺激政策，在相对数量或绝对数量上扩大了公共部门就业 [国际雇主组织（International Organization of Employers，IOE）2009；国家统计办公室（Office for National Statistics，ONS）2009]。基于此，本章意在揭示这种政策对健康的潜在影响，也可以被视为从一个独特的视角，评估近几十年来改制和劳动力市场去监管政策对健康的影响。

　　本章其余部分结构如下。第二节讨论方法与数据；第三节报告所有制部门对健康的影响的实证结果；第四节报告就业部门所有制对部门内部健康不平等的影响；第五节讨论技术问题；第六节总结研究结果，并给出政策建议。

第二节　方法与数据

　　这一节采用 Logistic 回归模型来评估就业部门对健康的影响，控制变量包括人口特征等干扰变量和中介变量。健康状况的度量指标为自评健康（self-rated health，SRH），即个人对其健康状况的主观评估指标。文献中已有丰富的证据证明了这一指标对于估计死亡率的可靠性（艾得勒和本亚米尼，1997；本亚米尼和艾得勒，1999）。

　　研究的样本取自 2006 年中国健康和营养调查。这一调查采用多阶段、整群随机抽样的方法，在九个地理、经济和社会发展阶段不同的省份采集数据，包括黑龙江、辽宁、山东、江苏、河南、湖北、贵州、湖南、广西。关于 CHNS 的统计设计理念和范围的更多细节讨论，可以从他们的官方网站 http://www.cpc.unc.edu/projects/china 上找到。

　　研究样本的选取受两个因素限制。首先，样本限定于在面对面访谈中对自己健康状态做出了评价的人。在调查中，自评健康指标分为"优""良""一般""较差"。按照之前文献中的做法 [凯普兰和卡马丘（Kaplan & Camacho，1983）；斯特拉布里奇和沃汉根（Strawbridge & Wallhagen，1999）；吉尔哈等，2006；卡敏斯等（Cummins et al.，2005）；卡明斯等（Cummings et al.，2009）]，我们将四类评价进行两两合并，即"优"或"良"都为"好"，记作"1"，"一般"和"较差"都为"不好"，记作"0"。这样做的一个好处是方便研究，另外，由于自评健康具有一定的主观性，对"优"与"良"、"一般"与"较差"进行严格区分的意义并不是太大。样本选取的第二个限制是必须在公共部门或私营经济部门就业。[①] 其中，公共部门包括政府部门、政府机构、公共部门企业（国有或集体企业），私营经济部门包括内资、外资、合资企业。在这两个限制条件之下，最终的样本量为 2 245 人；其中 1 185 个样本来自公共部门，1 060 个样本来自私营经济部门。

　　表 3.1 是描述性统计，列出了分析所涉及变量的百分比或均值。人口特征变量包括性别、年龄、教育程度、地理位置，涉及就业状况的

---

① 为提高可比性，农民、家庭工人、没有雇佣工人的自雇者都没有被包括在样本中。失业人员也被排除。

变量包括就业所有制部门、职位、雇主规模、工作合同期限、保险状态、工资收入。总体上看，71%的（1 595个）样本的自评健康是"优"或"良"，其中，分别有72.6%（860个）的公共部门劳动者和69.3%的（735个）私营经济部门劳动者的自评健康为"优"或"良"。

表 3.1 自评健康描述性统计：公共部门与私营经济部门

变量	总样本			公共部门			私营经济部门		
	N	%[a]	优/良(%)[b]	N	%[a]	优/良(%)	N	%[a]	优/良(%)[b]
	2 245	100.0	71.0	1 185	100.0	72.6	1 060	100.0	69.3
人口特征									
年龄									
<30	430	19.2	78.1	170	14.4	81.2	260	24.6	76.2
30～40	638	28.4	75.7	303	25.6	79.5	335	31.6	72.2
40～50	708	31.6	70.1	419	35.4	73.3	289	27.3	65.4
>50	468	20.9	59.6	293	24.7	59.4	175	16.5	60.0
性别									
男	1 342	59.8	72.7	719	60.7	74.5	623	58.8	70.5
女	903	40.2	68.7	466	39.3	69.5	437	41.2	67.7
教育									
未上过学/小学未毕业	98	4.4	55.1	31	2.6	58.1	67	6.3	53.7
小学	201	9.0	60.7	62	5.2	61.3	139	13.1	60.4
初中	724	32.3	71.5	236	19.9	72.9	488	46.0	70.9
高中/技校	813	36.2	73.7	519	43.8	73.6	294	27.7	73.8
大学或更高	408	18.2	73.8	336	28.4	74.1	72	6.8	72.2
城乡									
城市	1 036	46.2	69.2	634	53.5	69.4	402	37.9	68.9
乡村	1 209	53.9	72.6	551	46.5	76.2	658	62.1	69.6
省									
辽宁	273	12.2	73.3	130	11.0	76.2	143	13.5	70.6
黑龙江	254	11.3	73.2	191	16.1	73.3	63	5.9	73.0
江苏	379	16.9	74.7	134	11.3	79.9	245	23.1	71.8
山东	269	12.0	81.8	180	15.2	80.6	89	8.4	84.3

续表

变量	总样本 N	总样本 %[a]	总样本 优/良(%)[b]	公共部门 N	公共部门 %[a]	公共部门 优/良(%)[b]	私营经济部门 N	私营经济部门 %[a]	私营经济部门 优/良(%)[b]
河南	184	8.2	64.7	118	10.0	63.6	66	6.2	66.7
湖北	203	9.0	70.0	99	8.4	65.7	104	9.8	74.0
湖南	219	9.8	73.1	134	11.3	70.1	85	8.0	77.6
广西	240	10.7	53.8	74	6.2	66.2	166	15.7	48.2
贵州	224	10.0	69.6	125	10.6	68.8	99	9.3	70.7
就业特征									
职业									
经理/管理者	206	9.2	77.7	165	13.9	78.2	41	3.9	75.6
高级专业人员	208	9.3	68.3	186	15.7	67.7	22	2.1	72.7
中低级专业人员	193	8.6	73.1	168	14.2	73.8	25	2.4	68.0
办公室办事员	254	11.3	73.6	216	18.2	74.5	38	3.6	68.4
技术工人	309	13.8	70.2	124	10.5	71.8	185	17.5	69.2
低技术工人	539	24.0	69.6	157	13.3	73.2	382	36.1	68.1
服务业者	430	19.2	68.8	127	10.7	64.6	303	28.6	70.6
其他	104	4.6	72.1	41	3.5	80.5	63	6.0	66.7
雇主规模									
<20	693	32.2	71.3	200	17.4	79.5	493	49.4	68.0
20～100	728	33.8	72.3	462	40.1	73.8	266	26.6	69.5
>100	730	33.9	70.1	490	42.5	69.0	240	24.0	72.5
当前工作收入所得，均值（¥）[c]									
工资	11 496		11 748	12 422		12 609	10 106		10 441
（变异系数）	(55.2)		(55.6)	(49.5)		(50.7)	(63.2)		(62.6)
工资加奖金	12 648		12 855	14 062		14 169	10 525		10 860
（变异系数）	(61.0)		(61.1)	(56.2)		(56.8)	(65.7)		(65.4)

续表

变量	总样本			公共部门			私营经济部门		
	N	%[a]	优/良 (%)[b]	N	%[a]	优/良 (%)[b]	N	%[a]	优/良 (%)[b]
合同期限									
非长期	863	38.4	68.7	245	20.7	70.2	618	58.3	68.1
长期	1 382	61.6	72.5	940	79.3	73.2	442	41.7	71.0
是否有医疗保险									
否	818	36.4	73.5	265	22.4	77.4	553	52.2	71.6
是	1 427	63.6	69.7	920	77.6	71.2	507	47.8	66.9

注: a. 每一个变量中，各组占该变量总数的百分比（列）。由于有缺失值，各组所占百分比加和不为100%。
b. 每一个变量之下，各组中自评健康为"优"或"良"者占该组总数的百分比（行）。
c. 为避免极端值的影响，分析中去掉了工资收入最高和最低的1%人群。"中国健康与营养调查"的研究人员在可能的情况下对缺失的工资数据进行了推算。关于推算方法及其他相关信息，参见"中国卫生与营养调查"官网上关于如何构建个人收入收入变量的文件。

人口特征。年龄：公共部门劳动者平均年龄较高。公共部门劳动者大约 60% 在 40 岁或 40 岁以上，而私营企业这一年龄组的劳动者则不到40%。与其他文献相一致，自评健康与年龄显示负相关关系。性别：两种所有制部门的性别构成很相似，男性占 60%，女性占 40%；男性对自身健康水平的评价比女性要高。教育：公共部门劳动者平均来说教育水平更高：70% 以上有高中学历（或同等学力）或更高，而私营经济部门中只有不到 35% 完成了高中教育（或同等学力）；无论在哪一个所有制部门中，教育似乎都是自评健康的重要预测指标。居住位置：公共部门劳动者中大约有 53.5% 住在城市（市区或近郊），而私营经济部门这一比例为 37.9%，其余劳动者居住在农村（乡、镇或村）。农村居民的自评健康比城市居民要好，而这一趋势在公共部门中尤其明显：76.2% 的农村居民的自评健康为"优"或"良"，而城市居民的这一比例是 69.6%。

　　就业特征。职位：样本中，大约 60% 的公共部门劳动者是白领——经理、管理者、高级 / 初级专业人员，以及办公室文员。与此不同的是，私营经济部门中大约 88% 的劳动者是蓝领：17.5% 是技术工人，36.1% 是低技术工人，28.6% 是从事服务业。除了经理 / 管理者组以外，从原始数据中似乎看不出两个所有制部门各自内部在职位与健康之间有任何明显的相关关系。雇主规模：总体来看，有 1/3 的个人就职于小雇主（劳动者小于 20 人），1/3 就职于中型雇主（劳动者 20～100 人），其余 1/3 就职于相对较大的雇主（劳动者多于 100 人）。但不同所有制部门中雇主规模有明显差异：在公共部门，不到 20% 的劳动者就职于小雇主，40% 就职于中型雇主，其余 40% 就职于大型雇主；而私营企业中约一半就职于小雇主，26.6% 就职于中型雇主，24% 就职于大型雇主。

收入。原始数据显示，私营经济部门的平均年基本工资（不包括奖金、津贴、补助以及实物收入）大约是 10 106 元人民币（按 2006 年汇率折算，约合 1 300 美元），公共部门则是 12 422 元人民币（约合 1 600 美元），高出私营经济部门大约 23%。当把奖金也合并计算后，一个典型的公共部门劳动者的年收入为 14 062 元人民币（折合 1 800 美元），比私营经济部门的 10 525 元人民币（1 350 美元）高出 33.6%。进一步分析变异系数[①]发现，公共部门劳动者的收入更加平均：例如，以基本工资为例，公共部门的变异系数是 49.5%，而私营经济部门为 63.2%；对于公共部门中自评健康为"优"或"良"的劳动者来说，其基本工资的变异系数是 50.7%，而私营经济部门这一数字为 62.6%。当把奖金也进行合并计算的时候，也得出了类似的规律。

工作合同期限。在样本中，大约 79.3% 的公共部门劳动者是永久劳动者，而私营经济部门中跟雇主签了无固定期限合同的劳动者仅占 41.7%。在公共部门中，大约 73.2% 的永久劳动者的自评健康为"优"或"良"，比非永久劳动者要高 3 个百分点。私营经济部门中也有类似的情况。

医疗保险状况。尽管样本中的个体都处于雇佣或被雇佣状态，但很大一部分（36.4%）的人没有任何形式的医疗保险。相比之下，更多的公共部门劳动者拥有医疗保障（77.6%），大大超过私营经济部门的情况（47.8%）。

---

① 变异系数是标准差与均值的比例。它常常被用来比较两组不同单位或均值的分布状况。

第三节 回归分析结果：
不同部门在自评健康上的差异

两类所有制部门就业人员在人口与就业特征上的差异性要求我们采用多元回归的方法来进行进一步的分析。表 3.2 列出了从 Logistic 回归模型中得出来的结果。在各种模型设定之下，公共部门劳动者报告的自评健康为"优"或"良"的概率都显著地高于私营经济部门。举例来看，在基础模型——模型（1）中，控制年龄、教育和性别等因素，公共部门劳动者更倾向于自评健康为"优"或"良"[相对风险比率（odds ratio，OR）1.22，$p<0.1$]。年龄与自评健康结果呈负相关。教育与自评健康结果大致为正相关。女性自评健康为"优"或"良"的概率要低于男性，这一趋势在之前有关"中国健康与营养调查"的研究 [梁（Liang，2008）；罗和温（Lu & Wen，2002）；赵（2005）] 和其他研究中 [凯斯和迪顿（Case & Deaton，2003）；吉普塔和克里斯腾森（Gupta & Kristensen，2008）；卡瓦达等（Kawada et al.，2009）；拉克能等（Rahkonen et al.，1993）] 也被观察到。

表 3.2 Logistic 模型分析就业部门对自评健康为"优"或"良"的影响

变量	(1) 相对风险率	(1) (95% 置信区间)	(2) 相对风险率	(2) (95% 置信区间)	(3) 相对风险率	(3) (95% 置信区间)
就业部门（对照组为：私营经济部门）						
公共部门	1.22	(0.99～1.51) *	1.30	(1.02～1.65) **	1.36	(1.03～1.81) **
人口特征						
年龄（对照组为：<30 岁）						
30～40	0.87	(0.65～1.17)	0.86	(0.63～1.17)	0.76	(0.52～1.10)
40～50	0.62	(0.47～0.82) ***	0.57	(0.42～0.76) ***	0.44	(0.31～0.63) ***
>50	0.39	(0.29～0.54) ***	0.37	(0.27～0.52) ***	0.26	(0.17～0.38) ***
性别（对照组为：男性）						
女性	0.72	(0.59～0.87) ***	0.77	(0.63～0.94) **	0.73	(0.58～0.92) ***
教育（对照组为：低于小学）						
小学	1.06	(0.64～1.76)	1.09	(0.64～1.83)	0.83	(0.43～1.59)
初中	1.48	(0.95～2.32)	1.52	(0.95～2.43) *	1.51	(0.84～2.73)
高中 / 技校	1.59	(1.01～2.51) *	1.66	(1.02～2.71) **	1.53	(0.83～2.81)
大学或更高	1.53	(0.94～2.49) *	1.62	(0.93～2.81) *	1.50	(0.77～2.93)
城乡（对照组为：城镇）						
农村					1.37	(1.07～1.74) **
就业特征						
职位（对照组为：经理 / 管理者）						
高级专业人员			0.62	(0.40～0.98) **	0.62	(0.38～1.01) *
中低级专业人员			0.68	(0.42～1.09)	0.62	(0.37～1.03) *
办公室办事员			0.67	(0.43～1.04)	0.60	(0.37～0.97) **

续表

变量	(1)		(2)		(3)	
	相对风险率	(95%置信区间)	相对风险率	(95%置信区间)	相对风险率	(95%置信区间)
技术工人			0.69	(0.44~1.09)	0.60	(0.36~0.99) **
低技术工人			0.78	(0.51~1.21)	0.75	(0.46~1.23)
服务业者			0.67	(0.44~1.04) *	0.81	(0.49~1.33)
其他			0.82	(0.45~1.49)	1.12	(0.51~2.46)
雇主规模（对照组为：<20人）						
20~100			1.00	(0.78~1.27)	0.84	(0.63~1.14)
>100			0.83	(0.65~1.08)	0.70	(0.52~0.95) **
当前工作收入所得						
工资						
工资加奖金（对照组为：非长期性）						
合同期限						
长期性						
医疗保险状况（对照组为：没有保险）						
有保险						
样本数	n=2 243		n=2 147		n=1 798	

表 3.2 （续）Logistic 模型分析就业部门对自评健康为 "优" 或 "良" 的影响

变量	(4) 相对风险率	(95% 置信区间)	(5) 相对风险率	(95% 置信区间)	(6) 相对风险率	(95% 置信区间)	(7) 相对风险率	(95% 置信区间)
就业部门（对照组为：私营经济部门）								
公共部门	1.38	(1.04～1.83)**	1.36	(1.03～1.80)**	1.27	(0.96～1.69)	1.37	(1.02～1.83)**
人口特征								
年龄（对照组为：<30 岁）								
30～40	0.72	(0.49～1.04)*	0.72	(0.50～1.05)*	0.70	(0.48～1.02)	0.73	(0.50～1.06)
40～50	0.42	(0.29～0.60)***	0.42	(0.30～0.61)***	0.41	(0.29～0.59)***	0.44	(0.30～0.62)***
>50	0.24	(0.16～0.36)***	0.24	(0.16～0.36)***	0.24	(0.16～0.35)***	0.25	(0.17～0.38)***
性别（对照组为：男性）								
女性	0.78	(0.61～0.99)**	0.77	(0.61～0.98)**	0.77	(0.60～0.98)**	0.78	(0.61～0.99)**
教育（对照组为：低于小学）								
小学	0.78	(0.41～1.50)	0.78	(0.41～1.50)	0.79	(0.41～1.51)	0.82	(0.43～1.55)
初中	1.36	(0.74～2.47)	1.37	(0.76～2.50)	1.37	(0.76～2.48)	1.41	(0.78～2.54)
高中/技校	1.33	(0.72～2.46)	1.35	(0.73～2.50)	1.34	(0.73～2.47)	1.41	(0.76～2.59)
大学或更高	1.21	(0.61～2.4)	1.24	(0.63～2.47)	1.22	(0.62～2.42)	1.31	(0.66～2.59)
城乡（对照组为：城镇）								
农村	1.41	(1.11～1.80)***	1.41	(1.11～1.80)***	1.41	(1.10～1.80)***	1.39	(1.09～1.78)***
就业特征								
职位（对照组为：经理/管理者）								
高级专业人员	0.60	(0.37～0.99)**	0.59	(0.36～0.98)**	0.60	(0.36～0.98)**	0.60	(0.37～0.99)**
中低级专业人员	0.63	(0.38～1.06)*	0.63	(0.38～1.05)*	0.63	(0.38～1.05)*	0.65	(0.39～1.08)*
办公室办事员	0.62	(0.38～1.00)*	0.61	(0.38～0.99)**	0.61	(0.38～0.99)**	0.63	(0.39～1.02)*

续表

变量	(4) 相对风险率	(95%置信区间)		(5) 相对风险率	(95%置信区间)		(6) 相对风险率	(95%置信区间)		(7) 相对风险率	(95%置信区间)	
技术工人	0.64	(0.38~1.05)	*	0.63	(0.38~1.04)	*	0.65	(0.40~1.08)	*	0.66	(0.40~1.10)	
低技术工人	0.85	(0.51~1.41)		0.84	(0.51~1.39)		0.91	(0.55~1.52)		0.93	(0.56~1.56)	
服务业者	0.92	(0.56~1.53)		0.91	(0.55~1.50)		1.01	(0.60~1.69)		0.99	(0.59~1.66)	
其他	1.20	(0.55~2.63)		1.18	(0.54~2.60)		1.27	(0.58~2.78)		1.29	(0.59~2.79)	
雇主规模（对照组为：<20人）												
20~100	0.80	(0.59~1.08)		0.81	(0.60~1.09)		0.80	(0.59~1.08)		0.83	(0.61~1.12)	
>100	0.66	(0.48~0.89)	***	0.66	(0.48~0.90)	***	0.64	(0.47~0.88)	***	0.66	(0.48~0.90)	**
当前工作收入所得												
工资加奖金	1.44	(1.13~1.82)	***	1.34	(1.07~1.68)	**	1.29	(1.02~1.63)	**	1.36	(1.07~1.73)	**
合同期限（对照组为：非长期性）												
长期性							1.38	(1.05~1.83)	**	1.41	(1.06~1.87)	**
医疗保险状况（对照组为：没有）												
有保险										0.62	(0.48~0.82)	***
样本数	n=1 798			n=1 798			n=1 798			n=1 798		

数据来源：CHNS，2006。

注：*** 显著性 1%，** 显著性 5%，* 显著性 10%。模型（3）至模型（7）也控制了省的变量（为节省省空间，没有列出）。

在模型（2）中，当控制就业特征中的职业和雇主规模时，公共部门就业对健康的影响上升了（相对风险比率 1.30，95% 置信区间 1.02 ～ 1.65）。职业顶层的经理 / 管理者组的自评健康要高于其他人。但是，对于其他职级而言，自评健康变化的梯度并不明显。这可能意味着，在像中国这样的转型国家，职级在多大程度上可以用来作为社会经济地位（socio-economic status，SES）的指标，可能还需要更多的研究。①

模型（3）考虑了地理位置上的差异性。② 当把省和城市 / 农村纳入控制之后，公共部门就业与自评健康为"优"或"良"之间的联系进一步增强（相对风险比率 1.36，95% 置信区间 1.03 ～ 1.81）。相对于城市居民来说，农村居民倾向于有更好的自评健康，这一现象在以前基于"中国健康与营养调查"数据（梁，2008；罗和温，2002）及其他调查数据 [豪斯（House）等，2000] 进行的研究中也观察到了。③然而，控制地理因素使得教育与自评健康的相关关系有所减弱——不论是在量上还是在显著性上。此外，表 3.1 中反映出的，雇主规模在控制地理因素后与自评健康呈现负相关。④ 某种程度上，这一发现为文献

---

① 尽管在如具有开创意义的"白厅研究"（The Whitehall Studies）[玛摩特（Marmot）等，1984,1991] 中，职级对健康的影响已被反复论证，但并非所有的研究都确证了二者之间的关系。例如，拉隆纳（Rahlonen，1993）等调查了斯堪的纳维亚三国（挪威、芬兰、瑞典）的社会经济地位与健康的对应关系。研究发现，对于这三个国家的女性，低技术蓝领工人比技术蓝领工人倾向于较少报告患有限制活动能力的慢性疾病。
② 为确保模型（3）与模型（4）至模型（7）的可比性，样本仅限于报告了就业收入的人。
③ 众所周知，中国存在巨大的城乡差别。总体上来说，农村居民拥有好的工作、住房、教育、医疗的机会更少，健康更差。然而，最弱势群体——农村中以农业为生的农民和无业者——是没有包括在我们的研究之内的。换句话说，本研究中的农村人口都是有工资收入的，他们受城乡差别因素影响可能因此而相对较小。
④ 表 3.1 展示了公共部门就业者的自评健康与雇主规模的反向联系：79.5% 的小雇主员工报告健康为"优"或"良"，而中型、大型雇主员工的这一比例分别是 73.8%、68%。在私营经济部门中并没有发现这一模式。通过对不同所有制部门的横向比较发现，对于小型雇主，公共部门里自评健康为"优"或"良"的比率比私有部门高很多（79.5% 对 68%）；同样，对于中型雇主，公共部门的这一比率依然更高（73.8% 对 69.5%）；但就大型雇主而言，公共部门的劳动者比私营经济部门劳动者更少倾向报告"优"或"良"的健康水平（69.0% 对 72.5%）。这些差异似乎表明，公共部门的小雇主比公共部门更大规模的雇主，以及任何规模的私营经济部门雇主更倾向于提供对员工健康有益的环境。

中报告过的雇主规模与工作满意度之间存在负相关关系 [格林和海伍德（Green & Heywood，2006）；佛斯等（Forth et al.，2006）；蔡等（Tsai et al.，2007）] 和工作满意度与自评健康之间存在正相关关系 [见法拉格尔等（Faragher et al.，2005）的元分析综述] 之间搭建了桥梁。

模型（4）考虑了以年基本工资（取对数）来衡量的收入的影响。工资与自评健康为"优"或"良"高度相关（相对风险比率 1.45，95% 置信区间 1.09 ～ 1.93）。同时，公共部门就业与健康的正相关关系仍然存在（相对风险比率 1.38，95% 置信区间 1.04 ～ 1.83）。这或许意味着，公共部门就业与自评健康为"优"或"良"之间的正相关关系可能并非全部源于表 3.1 所显示的公共部门较高收入的影响。进一步的分析表明，公共部门劳动者收入主要是个人特征——教育、年龄、职业和地理位置的经济回报。当这些因素都作为控制因素后，公共部门在收入报酬上的溢价就消失了（见附录 D 表 D1）。这与以前的一些针对发展中国家的研究 [纳瑟尔（Nasir，2000）；拉超德（Lachaud，1995）] 所报告的结果是一致的；同时，这一结果也表明那些批评公共部门给劳动者支付薪水偏高的言论缺乏依据。模型（5）与模型（4）的微小差别在于在工资收入之上又加入了奖金部分。这一变化使得公共部门就业对健康的影响系数略微变小（相对风险比率 1.36，95% 置信区间 1.03 ～ 1.80），说明公共部门支付更高的奖金可能在一些程度上解释了公共部门的健康溢价。

模型（6）又增加了一个描述工作稳定程度的因变量：工作合同期限。工作合同期限是影响健康（既包括生理健康又包括心理健康）的关键因素 [见德维特（De Witte，1999）；瓦塔能等（2005）的文献综述]。结果显示，长期性职位与自评健康为"优"或"良"的相关性显著 [相对风险比率 1.38，95% 置信区间 1.05 ～ 1.83]。与模型（5）相比，加入就业合同类型显著地减弱了（虽然并没有完全消除）公共部门就业与自评健康为"优"或"良"的相关关系，表明公共部门较高的工作稳定性可能解释了一部分公共部门就业对自评健康的正向影响。

最后，当进一步将医疗保险情况也作为控制变量放入模型后，模型（7）得出了更强的公共部门就业与健康的相关关系（相对风险比率1.37，95% 置信区间 1.02 ～ 1.83）。值得注意的是，结果似乎显示，有医疗保险的人更少地将自己的健康状况评价为"优"或"良"。以前基于"中国健康与营养调查"数据所做的一些研究（梁，2008；赵，2005）也报告了这一看起来与常识相悖的发现，本章将在后面对此进行详细讨论。

表 3.3 复制了表 3.2 中的模型（4）至模型（7），唯一的变化是将"公共部门就业"限定为公共部门企业。结果显示，公共部门定义上的改变不但没有改变此前发现的公共部门就业与自评健康之间的正向联系，而且，从数量上来说，二者的关系更强，说明公共部门企业劳动者享有的健康"溢价"比政府部门或机关事业单位劳动者所享有的还要更高。

表 3.3 Logistic 模型分析就业部门对自评健康为"优"或"良"的影响（仅包括企业）

变量	(1) 相对风险率	(1) (95%置信区间)	(2) 相对风险率	(2) (95%置信区间)	(3) 相对风险率	(3) (95%置信区间)	(4) 相对风险率	(4) (95%置信区间)
就业部门（对照组为：私营经济部门）								
公共部门	1.46	(1.06~2.01)**	1.44	(1.05~1.98)**	1.35	(0.98~1.85)*	1.46	(1.05~2.02)**
人口特征								
年龄（对照组为：<30岁）								
30~40	0.81	(0.53~1.25)	0.82	(0.53~1.26)	0.79	(0.52~1.22)	0.83	(0.54~1.28)
40~50	0.48	(0.32~0.73)***	0.49	(0.32~0.73)***	0.46	(0.31~0.70)***	0.49	(0.33~0.75)***
>50	0.29	(0.18~0.48)***	0.30	(0.18~0.49)***	0.29	(0.17~0.47)***	0.30	(0.18~0.50)***
性别（对照组为：男性）								
女性	0.91	(0.67~1.25)	0.91	(0.66~1.24)	0.90	(0.66~1.23)	0.89	(0.65~1.22)
教育（对照组为：低于小学）								
小学	0.86	(0.43~1.73)	0.86	(0.43~1.73)	0.86	(0.43~1.73)	0.89	(0.44~1.77)
初中	1.57	(0.82~2.98)	1.58	(0.83~3.00)	1.56	(0.83~2.96)	1.63	(0.86~3.08)
高中/技校	1.60	(0.82~3.13)	1.61	(0.83~3.15)	1.60	(0.82~3.11)	1.68	(0.87~3.26)
大学或更高	1.40	(0.59~3.30)	1.41	(0.60~3.32)	1.38	(0.59~3.24)	1.47	(0.62~3.48)
城乡（对照组为：城镇）								
农村	1.48	(0.76~2.88)	1.46	(0.75~2.84)	1.32	(0.68~2.59)	1.17	(0.59~2.30)
就业特征								
职位（对照组为：经理/管理者）								
高级专业人员	0.99	(0.35~2.78)	0.97	(0.35~2.73)	1.04	(0.36~3.01)	1.05	(0.35~3.15)
中低级专业人员	0.40	(0.16~0.98)**	0.39	(0.16~0.97)**	0.40	(0.16~1.00)**	0.41	(0.17~1.01)*

续表

变量	(1) 相对风险率	(1) (95%置信区间)	(2) 相对风险率	(2) (95%置信区间)	(3) 相对风险率	(3) (95%置信区间)	(4) 相对风险率	(4) (95%置信区间)
办公室办事员	0.58	(0.27~1.23)	0.57	(0.27~1.22)	0.59	(0.28~1.25)	0.59	(0.27~1.26)
技术工人	0.57	(0.29~1.14)	0.57	(0.29~1.13)	0.61	(0.30~1.21)	0.61	(0.31~1.21)
低技术工人	0.74	(0.37~1.47)	0.73	(0.37~1.46)	0.83	(0.42~1.67)	0.85	(0.42~1.70)
服务业者	0.88	(0.44~1.77)	0.88	(0.44~1.76)	1.01	(0.50~2.06)	0.99	(0.48~2.02)
其他	1.32	(0.44~3.93)	1.31	(0.44~3.91)	1.42	(0.48~4.25)	1.40	(0.47~4.12)
雇主规模（对照组为：<20人）								
20~100	0.84	(0.58~1.21)	0.84	(0.58~1.21)	0.83	(0.58~1.20)	0.87	(0.60~1.26)
>100	0.69	(0.48~0.98) **	0.69	(0.48~0.98) **	0.66	(0.46~0.94) **	0.68	(0.47~0.97) **
当前工作收入所得								
工资	1.41	(1.06~1.88) **						
工资加奖金			1.36	(1.03~1.79) **	1.32	(0.99~1.74) *	1.36	(1.02~1.82) **
合同期限（对照组为：非长期性）								
长期性					1.46	(1.06~2.00) **	1.47	(1.07~2.02) **
医疗保险状况（对照组为：没有保险）								
有保险							0.61	(0.45~0.84) ***
样本数					n=1173			

数据来源：CHNS，2006。

注：*** 显著性1%，** 显著性5%，* 显著性10%。模型（3）至模型（7）也控制了省的变量（为节省空间，没有列出）。

值得指出的是，表 3.2 和表 3.3 显示，即使在控制了相关和中介变量之后，公共部门就业与自评健康结果之间仍然存在着未被解释的相关关系。这表明，公共部门就业中可能存在着其他促进健康水平的因素。下一章将定性地对更多的变量进行进一步的讨论，其中很多变量是没有包括在"中国健康与营养调查"的问卷中的。

第四节　回归分析结果：部门内社会阶层健康不平等在不同部门的差别

　　这一节考察就业部门对社会阶层之间的健康不平等是否有影响。换句话说，考察的对象是两类部门内自评健康是否，以及如何与社会经济地位之间存在关联，另外，这一节还考察关联的模式在不同的部门里是否有所区别。

　　社会经济地位常常用来表示与别人相比的个人或家庭所处的位置，通常按照收入、财富、教育、行业或政治力量来划分。有关健康和社会经济地位之间的联系已有不少详尽的文献 [纳瓦罗（2004，2007）；玛摩特（2004）；卡瓦齐（Kawachi，1999）]。总体来看，社会经济地位越高，一般意味着健康状况越好，反之亦然。其他一些研究表明，社会经济地位与健康的关系视不同性别 [唐等（Tang et al.，2003）；拉斯曼等（Rathmann et al.，2005）]、种族 [穆切勒和贝尔（Mutchler & Burr，1991）]、财富指数 [乌科维奇（Vuković，2008）]、城乡地域 [兹木尔和邝（Zimmer & Kwong，2004）]、社会发展阶段（兹木尔等，2004）] 不同而有所不同。

然而，公共／私营经济部门维度很少被放在分析框架下认真进行研究。一个例外是瓦塔能等（2006），这篇文章试图解释芬兰劳动力市场当时一个有趣的现象：随着时间的推移，尽管劳动力市场变得更"灵活"，非永久性职位相对于永久性职位的比例在上升，但工人的健康和劳动条件并没有像人们预计的那样出现明显下降。这一现象违背了大家的常识。研究人员考察了雇主的身份，发现近期增加的非永久性职位绝大部分都是来自公共部门，在那里，永久职位劳动者与非永久职位的劳动者，无论在心理压力还是体力工作负担方面，都比私营经济部门劳动者感受更加平等。换句话说，由于很大一部分的非永久职位劳动者都是受雇于公共部门，他们可以享受与永久职员相似的待遇，非永久职位所带来的健康风险因此得到了有效的控制。这一研究最后得出结论，公共部门"显然值得被称为模范雇主"。

　　不过，这项研究并没有发现社会经济地位（工作合同期限）与健康的联系在公、私两部门里有很大差别（第56页）。由于中国正在从平均主义社会转型成为有一定社会经济分层的社会，考察社会经济地位与健康是如何在中国的两类部门中相联系，具有重要的意义。

一、按教育划分社会经济地位的健康不平等

　　在研究健康的社会决定因素中，教育程度常常被用来作为衡量社会经济地位的指标。用教育来标识社会经济地位的好处在于，信息非常容易获得，对成年人来讲相对稳定，性别之间可比性强，并产生于其他诸如收入或职业（Santos et al.，2008）等指标之前。表3.4展示了两个所有制部门的教育—健康相关关系。这里，教育以最高学历来衡量。可以看出，按教育分层的健康不平等在两个部门都存在，但是

不平等的程度在公共部门要温和得多。例如，对于私营经济部门的一个拥有高中或同等学力的劳动者来说，其自评健康为"优"或"良"的概率比一个没完成小学教育的劳动者要高出两倍多（相对风险比率 1.96 ～ 2.52，$p<0.05$）；相比之下，公共部门里这种以教育衡量的健康不平等在量上要小得多，而且在统计上不显著（相对风险比率 1.25 ～ 1.38，$p>0.1$）。

表 3.4 部门内部健康不平等：以教育分阶层

按最高教育分组	私营经济部门					公共部门				
	样本数	相对风险率 a	(95% 置信区间)	相对风险率 b	(95% 置信区间)	样本数	相对风险率 a	(95% 置信区间)	相对风险率 b	(95% 置信区间)
未上过学/小学未毕业	67	1.00		1.00		31	1.00		1.00	
小学	139	1.18	(0.65～2.15)	1.54	(0.81～2.95)	62	0.90	(0.37～2.22)	0.93	(0.36～2.39)
初中	488	1.72	(1.00～2.95)**	2.04	(1.14～3.64)**	236	1.23	(0.55～2.73)	1.34	(0.57～3.19)
高中/技校	294	1.96	(1.11～3.47)**	2.52	(1.36～4.68)***	519	1.25	(0.58～2.71)	1.38	(0.58～3.29)
大学或更高	72	1.68	(0.81～3.51)	2.22	(0.90～5.49)*	336	1.23	(0.56～2.71)	1.32	(0.53～3.27)

注：a. 控制年龄、教育、性别。b. 控制年龄、教育、性别、职业、地理位置。*** 显著性 1%，** 显著性 5%，* 显著性 10%。

值得指出的是，两类所有制部门在教育阶梯的顶部都或多或少地出现了转折点。例如，学历最高的私营经济部门劳动者（例如拥有大学学历或更高）并没有比学历低一级（例如最高学历是高中或同等学力）的人更健康。出现这种现象并不太令人意外。毕竟，中国正在经历深刻的经济和人口转型，处于高社会经济地位的人可能经常会面对一些不健康的日常行为（例如高脂肪摄入、久坐不动的生活方式）、相关的疾病（例如肥胖、糖尿病和心血管疾病等）。历史证据显示，社会经济地位如何与健康相联系与该国的收入水平有关，并可能随着时间的推移而不断变化。例如，凯普兰和克尔（Keil，1993）通过文献回顾发现，美国和英国在 20 世纪 30 年代和 40 年代期间，冠心病的发病率跟社会经济地位存在正相关关系。直到英国社会转型 20 ～ 30 年之后，冠心病的发生率才开始与底层职业阶层相关（1983）。这一脉络的研究文献非常丰富 [王（2001）； 苏布拉马尼亚和史密斯（Subramanian & Smith，2006）； 费纳德（Fernald，2007）； 蒙特罗等（Monteiro et al.，2004）； 费纳德和阿德勒（Fernald & Adler，2008）； 布拉伏曼等（Braveman et al.，2005）]。

二、按收入划分社会经济地位的健康不平等

表 3.5 分别展示了两类部门内部依据年工作收入（基本工资加奖金）来分层的社会经济地位与健康的对应关系。与前面的情况类似，在私营经济部门内部，随着收入等级的上升，我们可以观察到非常明显的健康差距：当控制其他变量之后，中间阶层（收入处于中间 60% 的人）与收入最底层（最低 20% 收入的人）的健康差距显著（相对风险比率 1.78，95% 置信区间 1.21 ～ 2.63）；收入最高的 20% 的人群与

最低的 20% 的人群之间的差距更明显（相对风险比率 2.19，95% 置信区间 1.14～4.21）。相比之下，公共部门中，收入最高的 20% 与最低的 20% 人群的健康差距，不论是在规模上，还是在显著性上都小得多，中间阶层与最低收入 20% 的人群的健康水平几乎没有差距。

表 3.5 部门内部健康不平等：以年收入分阶层

按收入分组	私营经济部门				公共部门			
	样本数	相对风险 [a]	(95% 置信区间)	相对风险 [b]	(95% 置信区间)	样本数	相对风险 [a]	(95% 置信区间)	相对风险 [b]	(95% 置信区间)
最低 20% (<￥6 500)	209	1.00		1.00		165	1.00		1.00	
中间 20% (￥6 500～18 000)	441	1.64	(1.14～2.37)***	1.78	(1.21～2.63)***	678	1.06	(0.71～1.57)	0.98	(0.64～1.49)
最高 20% (￥18 000)	93	2.17	(1.17～4.04)**	2.19	(1.14～4.21)**	277	1.53	(0.94～2.49)*	1.44	(0.84～2.45)

注：a. 控制年龄、性别。b. 控制年龄、教育、性别、职业、地理位置。*** 显著性 1%，** 显著性 5%，* 显著性 10%。

三、体力劳动者按年龄分组的健康不平等

一般来说，成人的健康状况会随着年龄的增长而衰退。但是，年龄随健康关系变化的剧烈程度可能因个人所面对的不同社会、经济、政治环境而有所差别。良好的工作环境可能延缓衰老、减慢年龄对健康的负面影响，而不令人愉悦的工作环境可能加速衰老、损害健康。

这里分析两个部门中对体力要求最高的群体——体力劳动者（包括技术工人与低技术工人）的年龄与健康之间的联系。由于公共部门与私营经济部门的激励机制可能不同，两种体制的劳动者会面对不同的健康风险。例如，为了在创造利润的同时实现特定的社会和政治目标，与私营经济部门相比，公共部门可能更倾向于遵守政府关于工作场所安全保护、工作时间、工作量的法律法规 [索灵格（Solinger，1998）；陈和陈（2010）；维斯顿和杰森（Weston & Jensen，2000）；崔等（Tsui et al.，2006）]。体力劳动者的健康受到损害的概率因此会更小。基于此，我们假设，健康随年龄的恶化在公共部门比在私营经济部门更缓和。

表 3.6 的结果证实了上面的假设。在私营经济部门，可以明显看到，报告健康状态"优"或"良"的相对风险比率随着年龄组的上升而持续且快速地下降。例如，私营经济部门年龄超过 50 岁的手工业者报告健康状况"优"或"良"的概率显著小于 30 岁以下年龄组的概率（相对风险比率 0.36，置信度 95%，置信区间 0.18 ～ 0.69）。比较来看，在公共部门是观察不到类似趋势的；实际上，公共部门里，只有超过50 岁的工人才会报告不太理想的健康状况，但这一差别在统计上不够显著。这样的结果可能意味着，在刚开始工作时，私营经济部门体力劳动者的健康状态与他们公共部门的同行水平相当甚至更好，但由于

随后受到私营经济部门工作环境的影响，他们的健康迅速折旧。[1][2]

表 3.6　部门内部健康不平等：以年龄分组（体力劳动者）

部门	年龄	样本数	优/良 %	相对风险率[a]	(95% 置信区间)	相对风险率[b]	(95% 置信区间)
私营经济部门	<30	121	78.5	1.00		1.00	
	30～40	190	69.5	0.66	(0.39～1.12)	0.66	(0.39～1.14)
	40～50	166	66.3	0.56	(0.32～0.96) **	0.50	(0.29～0.89) **
	>50	90	56.7	0.45	(0.24～0.86) **	0.36	(0.18～0.69) ***
公共部门	<30	48	75.0	1.00		1.00	
	30～40	79	74.7	1.08	(0.46～2.54)	1.15	(0.47～2.85)
	40～50	94	75.5	1.09	(0.48～2.49)	1.05	(0.43～2.58)
	>50	60	63.3	0.67	(0.26～1.73)	0.59	(0.21～1.66)

注：a.控制年龄、教育、性别。b.控制年龄、教育、性别、职业、地理位置。*** 显著性 1%，** 显著性 5%，* 显著性 10%。

第五节　讨论

本章定量地估计了不同部门对健康的影响，以及对部门内部健康不平等的影响。基于对 2006 年"中国健康与营养调查"的数据，数据显示，与私营经济部门相比，中国的公共部门给劳动者带来更好的健康状况，以及不同社会经济阶层之间更小的健康水平差异。在这里，我们有必要对两个技术问题予以说明。

首先，有保险保障与健康之间存在负相关。这一点似乎与直觉不相符，需要我们进一步来分析。我们可以猜测有逆向选择的因素：例如，

---

[1] 对于最年轻的一组（年龄小于 30 岁），粗略来看，私营经济部门员工的自评健康为"优"或"良"的比率比公共部门高（78.5% 对 75%）。但是，在年长的各组中，公共部门的这一比率都比私营经济部门高。
[2] 类似的健康随年龄变化的模式，并没有在其他对体力要求较小的职业中观察到。这可能是因为，中国在过去是建立在一定程度上的平均主义，对体力要求不高的行业的健康不平等状况可能是近些年才刚刚开始的，还需要一定时间的积累才能显著反应出来。

健康状况较差的个人更倾向于购买医疗保险，即内生性问题。由于公共部门更倾向于提供医疗保险，如果存在内生性，这将意味着健康状况较差的人会倾向于选择到公共部门去工作。如果是这样，公共部门就业人员的真实健康"溢价"效应可能被低估了。正如表 3.2 的模型（7）和表 3.3 的模型（4）所显示，当把是否拥有医疗保险作为控制变量后，公共部门就业对自评健康的影响提高了，这也许就是这种逆向选择的体现。①

另外，有些证据倾向于证实，是否拥有保险和健康之间反直觉的关系在中国的背景下或许不是内生性的——它可能仅仅是反映了中国失灵，甚至是失败的医疗体系。2005 年 8 月，政府部门首次公开承认，自 20 世纪 80 年代末期以来的、以市场为导向的医疗体系改革"基本上不成功"[新华社新闻（Xinhua News），2005]。不成功的一个根本原因在于，市场经济深深地贯穿了医疗体系，公立医院这一医疗服务的提供者变成了"被利润驱动的实体"（布鲁门塞尔和萧，2005，第 1 166 页）②。 林德罗和瓦格斯塔夫（Lindelöw & Wagstaff，2005）对多期"中国健康与营养调查"（1991，1993，1997，2000）进行分析发现，医疗保险不但没有降低自付部分的医疗开支（去除由保险支付的金额），反而使之增加了。研究者认为这"可能是因为，跟没有保险的人相比，有保险的人越来越多地使用了高精尖的医疗服务"（第 10 页）③。 这项研究特别强调了对过度医疗的担忧（第 11 页）。瓦格斯塔夫和林

---

① 诚然，解决内生性问题的理想技术是选择有效的工具变量。然而，要找到合适的变量，即使不是完全没有可能的，也是非常困难的。如勒维和米尔兹 (Levy & Meltzer，2008) 总结的，想要给医疗保险和健康状况之间的关系设定一个"确切的答案"，"只有投入巨大的资源去进行社会实验才有可能"（第 406 页）。
② 中央和地方政府仅向公立医院划拨非常有限的补贴，医院需要通过提供医疗和药品服务来创造利润，支付日常运转、工资薪水和研发的大部分费用。相应地，医院取得大部分的自治权。因此，公立医院创造利润的冲动、加之按服务量收费的体制之下，产生了一个扭曲的激励机制，这在很大程度上已经侵蚀了用医疗保险来降低被保险人财务风险的有效性。
③ 这项研究没有使用工具变量。

德罗（2008）在多期"中国健康与营养调查"（1991，1993，1997；2000）之外，进一步分析了两项调查——"甘肃家庭与儿童调查"（2000，2004）以及"世界银行中国基本医疗服务项目"（*World Bank China Basic Health Service Project*，1998）。三项调查一致显示，医疗保险增加了高额、灾难性医疗支出的风险。研究者相信他们所采用的计量手段已经排除了医疗保险的内生性问题："结论不支持具有高医疗支出可能性的人更倾向去选择医疗保险"（第 1 002 ~ 1 003 页）。他们认为，更可能的情况是，"对相同的服务，医疗提供者对于有保险的人收取了更高的费用"（第 1 003 页）。

　　另外，也有证据显示，拥有保险反而意味着接受更少的必要医疗服务。亨德森等（1994）根据 1989 年"中国健康与营养调查"得出了令人惊讶的结论：在生病的时候，享有政府公费医疗保险的人使用医疗服务的可能性反而低于没有医疗保险的人（$p<0.05$）。进一步，亨德森等（1998）在多期"中国健康与营养调查"（1989，1991，1993）中发现，医疗保险似乎阻碍了而不是鼓励了医疗服务的利用。这里，研究者也确信他们的估值技术排除了内生性可能（第 1 966 页）。他们认为，虽然要得出确切答案很难，但基于访谈中了解的情况，他们倾向于相信，这一"让人困惑的相关关系"是由于中国的雇主们经常回避或推迟医疗费用的报销，这有效地迫使劳动者减少了医疗服务的使用（第 1 967 ~ 1 968 页）。[①]

　　总之，以上回顾的文献似乎意味着，在中国，当生病的雇员（被保险人）自己或雇主有支付能力的时候，保险带来的可能是不必要的检查、检验和手术，而当病人或雇主无支付能力的时候，保险又打消

---

① 在中国当时的医疗保险体制下，病人需要先自行全额垫付医疗费用才能接受治疗和拿到药品，这之后他们才从雇主那里报销。

了病人对必要的医疗服务需求，而这两种情况对健康都是十分有害的。换句话说，这种是否拥有保险与健康的反向联系来自两个因素的共同作用：一是中国的医疗保险不能有效地促进健康，反而却加重了被保险人的财务负担；二是医疗保险导致了不必要的检验和更多的伪疾病的诊断，导致个人对自身健康的评估更加负面。

另一个需要讨论的技术问题是，自评健康与就业部门的非随机选择。由于截面数据缺乏时间顺序上的相关信息，这使得我们对因果性的推理受到局限。如果我们有包含工人就业部门历史信息、健康历史信息的面板数据，则会有助于观察健康状态是怎样随着就业部门的更换而变化的。然而，对我们现有的数据进行这样的操作，会大量损耗有效样本规模，这样的损耗使我们无法获得足够的信息。

不过，就作者所知，此前还没有理论或实证依据表明，进入私营企业的个人的初始健康状况会系统性地比最初进入公共部门的个人要差。恰恰相反，健康的个人常常会为了获取更高的回报，从公共部门辞职到私营经济部门去工作。同时，也存在这样的可能，健康状况较差的个人会偏向于选择公共部门就业，以获得更好的福利（包括医疗保险）和稳定性。如果以上情况属实，公共部门对健康的促进作用就可能被低估了。

此外，一项应用越来越广泛的计量经济学技术，倾向得分匹配（propensity score matching，PSM），可以有助于部分解决非随机研究的选择偏差问题。倾向得分匹配指的是，当处置分配是非随机过程时，在半实验的设定下评估处置效应。提出这一方法的罗森堡姆和鲁宾（Rosenbaum & Rubin，1983）将倾向得分定义为在一组给定协变量下，一个观测值被分配到一个特定处置之下的条件概率。就我们的研究而言，倾向得分是指在特定的人口和就业特征下，个人进入公共部门就业的概率。倾向分数的得出是将不同的就业所有制部门（公共部门为1，私营为0）作为因变量、一系列潜在的干扰变量（与公共部门和私营经济部门都高度相关）作为自变量，基于 Logistic 模型回归所得出的分数。这样构建出来的得分有一种应用方式，就是把它作为协变量纳入原来的回归模型。如此处理的结果列在附录 D 表 D2 中。可以看到，在进行倾向得分调整后，公共部门就业对健康的影响更强了，即从数量上讲更大、统计显著性也更高了（$p<0.05$）。这表明，公共部门就业与健康的联系是稳固的。

第六节　结论与政策含义

本章基于 2006 年"中国健康与营养调查"的样本，对就业部门与工人健康的关系以及各部门内部健康不平等进行了分析，研究有几项重要的发现。首先，当控制人口和就业特征因素以后，与私营经济部门相比，公共部门就业的劳动者报告"优"或"良"的健康状况的可能性更大。公共部门就业在健康上的这种溢价，很大一部分可以归功于公共部门提供的工作更具长期稳定性。其次，私营经济部门内存在显著的健康—社会等级（以教育水平和收入衡量）梯度，而公共部门内部类似的梯度要缓和得多，甚至完全可以忽略。此外，我们还有证据表明，私营经济部门劳动者的健康资本折旧速度更快。

这里可以推出两项政策含义。首先，公共部门就业可以促进劳动者健康和健康平等，进一步压缩公共部门和政府职能会对劳动者的健康造成不利影响。在创造就业时，政策制定者应该用批判的眼光去对待那种声称私营部门总是更有效率、更优越的主张；当需要在公共部门和私营经济部门中做出选择的时候，应该将潜在的健康影响纳入考虑。其次，工作稳定性对于健康至关重要。任何体面的工作，不管是在公共部门还是私营经济部门，都应该提供一定的稳定性。那些一味要求对劳动力市场减少监管、增强灵活性的主张需要被谨慎对待。

当前中国的劳动力市场，有两种不满情绪对中国的社会和政治稳定构成了严重威胁。一个来自工人和雇主（主要是私营经济部门）在拖欠工资、工作时间过长、恶劣的工作条件等方面的冲突；另一个来自失业。为解决第一个问题，国家于 2007 年 6 月 29 日通过了《劳动合同法》，并于 2008 年 1 月 1 日起生效。这项法律的出台是出于要弥合越来越差的劳动关系所带来的压力。它意在强制执行以下措施。

（1）合同期限。根据新的法律，每个雇主都要与劳动者签订固定期限的书面合同。劳动者在完成两个固定期限合同后或连续为雇主工作 10 年后，自动取得无固定期限合同（永久合同）。

（2）附加福利。新的法律强制要求支付加班工资和合理工资，并要求雇主支付更多比重的养老金和保险。

（3）试用期。法律对试用期的长短作了限制。例如，对于一年期或更短的合同，试用期不能超过一个月；如果合同是 1 ～ 3 年，试用期不能超过两个月；如果合同超过 3 年，试用期不能超过 6 个月。

（4）工会。法律鼓励工会的参与，鼓励其在集体协商和争取劳动者福利方面代表劳动者与雇主进行谈判和协商。

这些措施，如果能够得以有效执行，可以督促提升私营企业的工作条件，并向公共部门的水平看齐。如果能做到这样，两类部门的健康差异以及每个部门内部的健康差异都会相应地减少。另外，这些措施会提高雇主的劳动力成本，尤其是对那些过去没能很好地保护工人权益的雇主。自从新的法律实施以来，企业层面（尤其是私营经济部门）出现不少抱怨和批评，认为这部法律侵蚀了中国的"比较优势"，即低劳动力成本 [斯特拉兹姆（Straszheim，2008）]。但已有迹象表明，政府决心在雇主和劳动者之间达成平衡。他们反驳了类似的批评，坚持认为这部法律能够帮助弱势群体应对经济下滑所带来的困境（新华社新闻，2009a，2009b）。

政府面临的另一个紧迫任务是解决失业。像美国政府那样，中国政府通过了雄心勃勃的刺激计划。当创造就业时，政策制定者应考虑到公共部门就业对健康和健康平等的潜在促进作用。同时，也应该意识到，对公共部门企业和政府职能的进一步弱化非常可能会促使健康不平等加剧，危及工人的健康，甚至危及社会和政治稳定。

本章中所用到的数据是 2006 年调查得出的，与今天相比，那时的经济更显乐观。《劳动合同法》以及在政府刺激计划下扩张的公共部门就业，到底能在多大程度上消除经济危机对健康带来的负面影响还不清楚。这可以作为未来研究的方向。

第四章　当代中国公共部门的
就业与福利：定性分析

作为对此前一章计量经济分析的补充，这一章对制度和社会背景进行一个定性的讨论，意在为定量分析的结果提供一个更生动、全面的诠释。首先，我们简要解释如何依据所有制属性对就业部门进行分类，回顾他们各自的演变过程，并讨论他们与政府的关系。之后是本章的重点：通过既有文献、官方数据、政府法律、法规、政策等多角度的证据，解释为何在"铁饭碗"已经不存在的数十年后，相对而言，公共部门仍然是更好的雇主，仍然能够为劳动者提供更有助于健康的工作环境。

第一节　按所有制属性划分就业部门

基于所有制属性，中国雇主的经济类型可以广义地分为两大类：公共部门和私营部门。见表 4.1，公共部门传统上包括一般政府机构、公共机构（例如公立学校、图书馆和医院），以及公共部门企业。公共部门企业又可以分为国有企业和集体企业。集体企业可以进一步划分为城镇集体企业和乡村集体企业，这两种企业都受到当地政府的有效控制。私营经济部门一般指私人所有的企业，由国内或海外（包括中国香港、澳门和台湾）投资者所有。

表 4.1　按所有属性划分工作单位属性

公共部门	•一般性政府、事业单位、机关		
	•企业	○国有	
		○集体所有	●城镇（省、市、区所有）
			●农村（镇、村所有）
私营	•企业	○国内	
		○港澳台和外资	

第二节　历史的演进："国退民进"

　　始于 20 世纪 80 年代的市场化进程，可以概括为国有部门的收缩以及私营经济部门的发展，即"国退民进"。

　　国有部门。中华人民共和国于 1949 年成立之后不久，中央政府就确立了对经济体制的控制权。从 20 世纪 50 年代中期直到 80 年代初期，政府以公共所有（国家所有或集体所有）的形式，对经济实现完全的掌控。相应地，几乎所有的非农劳动力都就职于公共部门。到了 1978 年，在市场化改革前夕，大约有 9 500 万公共部门劳动者在城镇工作，其中 7 450 万就职于国有单位，2 050 万就职于集体单位（中国统计年鉴，1985）。

　　公共部门的改革——主要是公共部门企业的改革 [1]——可以追溯到

---

[1] 在公共部门内部，由于一般性政府部门和事业单位经历的改革较少，本章的关注重点是公共部门企业。

1979 年，国务院颁布《关于扩大国营工业企业经营管理自主权的若干规定》。从那时起直到 20 世纪 90 年代初期，连续针对国有企业推行了一系列改革措施，从利润提留、以税收形式上缴部分利润、厂长负责制、一直到管理合同制。这些措施的目的都是改革经营和管理机制，企业公共部门属性在当时基本并未触及。

随着 1992 年邓小平南巡、1993 年颁布《中共中央关于建立社会主义市场经济体制的若干决定》和《企业法》，改革开始涉及了所有制属性。1997 年中共"十五大"以后，所有权改革有所推进。混合所有制、管理层收购（manager buyouts，MBOs）、内外资公司的兼并收购等方式，都被用于国有企业改制的过程中。

很可惜，1998 年以来，国家统计部门对于公共部门（国有或集体）统计范围和归类的口径进行了调整，这让我们获得前后一致的就业数据变得不可能：1998 年的《中国统计年鉴》将所有的国有机构（国有独资或国家控股[①]）从"国有单位"转到了"有限责任公司"或"股份有限公司"项下。这也就是说，1998 年的"国有单位"不再反映国有机构的总体就业情况，因为实行公司治理结构的企业已经被排除在外了。

不过，国有工业企业的数据相对可比，这可以帮助我们对国有企业的变革过程有一个总体的了解。如图 4.1 所示，在 1998—2006 年，国有工业企业的缩减很快：国有工业企业总数从 64 737 家下降到 24 961 家，减少了 61%，总就业人数从 3 750 万下降到 1 804 万，减少了 52%。

[①] 在国有控股企业，由于所有制结构比较分散，所以要对企业实行有效控制不再需要 51% 以上的股份，国家拥有的部分股权足以确保其对企业的控制权。

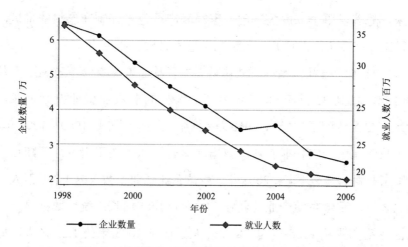

图 4.1　国有独资或国有控股工业企业：1998—2006 年

数据来源：《中国统计年鉴》，2007。

城镇集体企业。中国的城镇集体企业源自 20 世纪 50 年代对手工业者和商人的集体化改造。直到 90 年代中期，这种企业被作为国有制的一种变化形式，用于发展地方经济和提供就业机会。在改革"抓大放小"的方向下，有相当一部分城镇集体企业（以及中小型国有企业一起进行）都进行了改制。相应地，城镇集体企业职工总数也迅速减少。根据《中国统计年鉴》（国家统计局，各年），1992 年，这类企业共有就业人员 3 620 万，相当于国有企业从业者的 1/3；到了 1997 年，城镇集体企业就业人数下降超过 20%，减少到 2 883 万，仅为同期国有企业职工人数的 1/4。1997 年以后，城镇集体企业规模进一步减少，截至 2007 年，城镇集体企业职工数仅剩 718 万。

乡村集体企业。公共部门企业另外一个组成部分是农村的集体企业。乡村集体企业是从人民公社和生产队企业（社队企业）发展而来的，历史可以追溯到 20 世纪 50 年代末的人民公社和大跃进时期。到 70 年代末，随着以单个家庭为基础的家庭联产承包责任制在农村的推进，以及工业产品价格的放开，大量农民进入农村工业企业。

　　1984 年，公社体系被正式废除，社队企业更名为乡镇企业。[①] 从那时起，直到 20 世纪 90 年代中期，农村的非农业就业持续增长，1995 年更是达到了顶峰为 6 060 万人（唯一一个例外是 1989—1990 年，出于政治原因，农村非农业就业出现短暂而微小的下滑）。但随后，乡镇企业就业迅速下降；2003 年，乡镇企业就业人数仅为 1 236 万人。相比之下，私营乡镇企业的就业人数呈爆炸式增长：统计数据显示，私营乡镇企业从 1985 年的 2 830 万人猛增到 2003 年的 1.23 亿人。如图 4.2 所示，农村非农业企业的这种"国退民进"与城镇就业的变化趋势很相似，只是乡村集体企业的民营化开始得更早、进展得更为迅速。

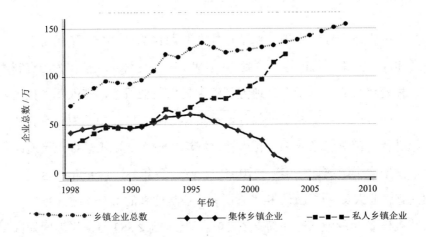

图 4.2　不同所有权的乡镇企业就业人数演变：1985—2007 年

数据来源：《中国乡镇企业年报》，不同年份。

---

①1996 年颁布的《乡镇企业法》第二条定义乡镇企业为设立在乡镇（包括下辖村）、大部分投资资本来源于农村集体经济或农民的多种企业形式。因此，乡镇企业是一个统计概念，反映投资者的农村属性；它既可以是由乡镇集体所有的集体企业，也可以是由法人或自然人持有的私人企业。

私营经济部门。中国政府在 20 世纪 50 年代消灭了私营经济，直到 70 年代末期，才放松对个人所有制的限制，随后又逐步放开了对大规模私营经济体的限制。在 20 世纪 80 年代，私营企业基本都是由国内外投资所新设立的。到了 90 年代，一部分国有企业经历了改制。同时，政府把私营经济的政治地位从"公有经济的有益补充"（1982 年中共"十二大"）提升到了"社会主义经济的重要组成部分"（1997 年中共"十五大"）。实际上，"重要组成部分"可能仍然低估了私营经济的地位：到 2007 年，非公有经济就业占城市就业的 63.7%，占农村非农就业的约 90%。

第三节　与政府的相互关系

尽管国有企业、城镇集体企业和乡村集体企业存在制度上的差异，他们在定义上都是公共部门企业。更准确地说，国有企业由全体人民所有，[1] 或者说，由国家代表全体人民所有；城镇集体企业由工人或本地社区（例如市、县或街道[2]）的全体成员所有；乡村集体企业由农村所有发起成立该企业的农民所有。[3] 尽管中国经历了巨大的转型，这些企业的公共部门属性确保了它们共同拥有两个特性：①由政府直接控制或介入；②由政府提供财务和政治支持。这两个特性使这些企业，

---

[1] 1988 年颁布的《全民所有制工业企业法》规定，企业的资产属于全民所有，并根据所有权和经营权"两权分离"的原则，在国家的授权下由企业运营和管理。2008 年颁布的《企业国有资产法》规定，国有资产归国家所有，也就是归全体人民所有。国务院代表国家对国有资产行使所有权。

[2] 1991 年颁布的《城镇集体企业条例》规定，城市集体企业的概念适用于以下任何一种情况：①企业由员工所有；②企业由企业所在地的社区经济的全体人民所有；③前两种情况下定义的集体所有权不低于 51% 的企业。

[3] 1990 年颁布的《农村集体企业条例》规定，农村集体企业的资产由企业所在地的社区全体农民所有。1996 年颁布的《乡镇企业法》（第二款）规定，"集体"乡镇企业是指农村集体股份超过投资总额的 50%，或者虽然不到 50% 但是足够控股的乡镇企业。

在一定范围内，发挥有益于健康的福利职能成为可能。

一、政府管理

　　法律规定国有企业由政府管理。1988年的《全民所有制工业企业法》（第二条）规定，国家依照所有权和经营权分离的原则授予企业经营管理企业财产。经营者由政府或相关政府部门直接选定，或由职工代表大会选举产生并经政府批准。经营者的免除也同样要由政府决定，或由职工代表大会决定并经政府批准（第四十四条）。《全民所有制工业企业法》还用了一整章（第六章）"企业与政府的关系"来规定政府对国有企业的权利。

　　城市集体所有制企业。与国有企业在很大程度上相类似，城镇集体企业由政府直接控制和管理。[董和鲍尔斯（Dong & Bowles，2002，第172～173页）；杰佛森等（Jefferson et al.，1992，第240页）]。1991年的《城镇集体所有制企业条例》也用了一章（第七章）来规定集体企业与政府的关系。其中，第五十二条规定，市（含县级市，下同）以上人民政府应当根据城镇集体经济发展的需要，确定城镇集体企业的指导部门，加强对集体企业的政策指导。关于企业管理层的委任，《城镇集体所有制企业条例》（第三十二条）规定，厂长（经理）由企业职工代表大会选举或者招聘产生。选举和招聘的具体办法，由省、自治区、直辖市人民政府规定。由集体企业联合经济组织投资开办的集体企业，其厂长（经理）可以由该联合经济组织任免。投资主体多元化的集体企业，其中国家投资达到一定比例的，其厂长（经理）可以由上级管理机构按照国家有关规定任免。

　　乡村集体企业。邹（Zou，2003）提出，"乡村集体企业对于小的农村集体的意义，就相当于国有企业对于中国的意义"。尽管当地农民是集体企业法律上的主人，但当地政府才是事实上的管理者。在实践中，乡村集体企业的经理通常由当地政府任命，他们常常与政府部门有密切的关系。欧耶（Oi，1995）认为，地方政府人员常常等同于乡村集体企业的董事会成员；有时，他们会行使首席执行官的权利，施加更为直接的影响。类似地，伊藤（Ito，2006）也认为，乡村集体企业"是由地方政府人员直接管理的附属工厂"（第173页）。瓦尔德（Walder，1995）甚至认为，尽管人们普遍认为"农村的小企业比城市大企业享有更多的自治权"（第276页），但实际上，农村的地方政府人员更直接地参与当地公共部门企业的管理。

二、政府支持

由于政府与公共部门企业的密切关系，企业的运作常常得到政府的支持，包括宽松的预算约束、优惠的银行贷款和税收政策。

国有企业。"预算软约束"是微观经济学中的术语。科奈（Kornai，1979，1980）用此来描述国有企业依赖政府提供资金，并在经营不善时受政府保护、免于破产的情况。中国国有企业所面对的正是预算上的"软约束"。

城镇集体企业。与国有企业类似，城镇集体企业所面临的也是预算软约束 [李和赵（Li & zhao，2003）]，尽管程度可能要小一些。1991年《城镇集体所有制企业条例》明确城市集体经济是社会主义公有经济的重要成分。《城镇集体所有制企业条例》还指出，国家应鼓励和支持城镇集体企业的发展（第三条），并提供指导，以确保城镇集体经济的健康发展（第五十条）。

乡村集体企业。与国有企业和城镇集体企业类似，乡村集体企业与当地政府的密切关系，使得他们易于获得原材料和银行金融服务 [常（Chang）和王，1994，第 445～446 页]。1996 年的《乡镇企业法》（第十九条，第一款）明确规定，国家对开办初期经营确有困难，设立在少数民族地区、边远地区和贫困地区，从事粮食、饲料、肉类的加工、贮存、运销经营，以及国家产业政策规定需要特殊扶持的中小型乡镇企业（即乡村集体企业）实行一定期限的税收优惠。

上面分析的公共部门的两个特征——政府控制 / 介入，以及政府的政策支持——在文献中遭到了广泛的批评。一般的说法认为，这两个特征导致了效率低下，激励机制扭曲，对劳动者支付薪酬过高，对私营企业造成了不公平的竞争环境等 [林（Lin，1999）；钱（Qian）和罗兰德（1998）；李和赵（2003）]。实际上，这些批评在政策上也得到了一定的支持。早在 1984 年，中国共产党第十二届中央委员会第三次全体会议通过的《关于经济体制改革的决定》就总结了国有企业面临的问题，包括"企业吃国家'大锅饭'、职工吃企业'大锅饭'"。与此类似，1994 年农业部提出的《乡镇企业产权制度改革意见》（意见一）指出，集体企业面临的主要问题是每个人都拥有企业的一部分，但没有一个人关心企业，以及地方政府随意干预企业的经营管理。①

然而，政府干预可以带来两个关键益处。首先，政府直接的控制和干预，保证了公共部门企业更严格地执行政府的法律、法规；这些法律、法规往往反映了政府对非经济利益的考量。其次，正是预算软约束和其他的优惠政策为公共部门企业提供了必需的资源，从而确保

---

① 值得注意的是，《乡镇企业产权制度改革意见》的颁布时间是 1994 年，而当时农村乡镇企业仍然处于被广泛认可的经济成功阶段。因此，认为农村集体所有制企业效率低下的看法似乎缺乏足够的证据。实际上，不少文献研究试图回答为什么中国的乡镇集体企业能够悖于"产权不清，效率必然低下"的主流观点，获得成功 [徐和张（Xu & Zhang，2009）；钱和罗兰德（1998）；维兹曼和徐（Weitzman & Xu，1994）]。

公共部门企业能够切实实现这些非经济目标。[①] 也正是基于此，尽管公共部门企业已经不再是"铁饭碗"了，但在为劳动者提供更有益于健康的工作环境方面，它仍然称得上是更模范雇主。下一节将通过更多的证据说明这一点。

第四节　工作带来的福利与健康：
公共部门与私营经济部门

"铁饭碗"一词常常被用来描述社会主义计划经济下，劳动者通过他们的工作岗位所享受到的各种福利。这些福利一般包括终身就业、养老金、平等的工资政策、免费或只是象征性收费的医疗、托儿所、住房等。这些福利中任何一项都对健康非常重要。这样的城市福利制度，加上农村集体经济和互助医疗体系，曾经帮助中国在 20 世纪 50 年代至 70 年代显著改善了国民健康。随着 70 年代末期市场化改革的推开，公共部门的就业人数大量减少；对于那些保住公共部门工作的就业人员，他们所享受福利的慷慨程度也出现了显著下降。

另外，随着 1994 年《劳动法》、2001 年《工会法》修订、2007 年《劳动合同法》等法律、法规的颁布与实施，私营企业工人的福利在一定程度上可能会得到提升 [董和鲍尔斯，2002，第 176 ～ 177 页；侯和陈（Hou & Chen，2007，第 250 ～ 251 页）]。因此，我们可以推断，公共部门和私营经济部门工人待遇的差距可能会出现缩小。

然而，这绝不意味着两个部门之间的差距已经完全消失了。首先，

---

① 公共部门企业（尤其是国有企业）也被政府用于实现诸如工业化和经济结构战略性调整等长期经济目标，这可能与短期经济目标冲突。这种牺牲短期经济利益，以实现长期利益的行为是区分公共部门企业与私人企业的重要特征，但相关讨论超出了这一章的范围。

法律法规的颁布并不能自动保证其执行。例如，1994年的《劳动法》并没能阻止中国的许多工人在恶劣的工作条件下工作，而2007年颁布的《劳动合同法》可以被看作是1994年《劳动法》未达到预期效果的一个证据。此外，2008年以来的经济衰退也会影响2007年《劳动合同法》的执行效果。其次，也是更根本性的，私营经济部门源自生产资料不均衡分配而导致的收入、工作场所权力的不均衡等，都对健康有害，但法律、法规并没有能力去修正这些问题。

把以上这些考虑综合起来，尽管公共部门在对利润的追求上越来越向私营经济部门靠拢，但从工人健康的角度看，仍然称得上是更好的雇主，因为它具有以下特性：更致力于创造就业、提供更高的工作稳定性、劳动条件和福利、更适中的劳动强度、更平等的收入、更平等的工作场所权力，以及更注重履行雇主的责任与义务。

一、创造就业

在社会主义时期，所有人都被保证有一份工作。充分就业政策通过国有和集体企业，以及其他公共部门工作单位得以实现。随着20世纪80年代市场化的改革，就业终身制被认为降低了生产效率。1986年的《国营企业实行劳动合同制度暂行规定》是向劳动力市场引入"灵活性"的尝试。1994年颁布的《劳动合同法》进一步将劳动合同制度化。之后，尤其是在90年代后期，随着国有企业改制的快速推进，一部分公共部门雇员失去了原有的工作。

然而，提供就业没有被从公共部门企业的目标函数中完全剔除出去。实际上，政府仍然重视公共部门企业和其他公共部门在就业上的作用：当失业对社会和政治稳定构成威胁的时候，政府通过公共部门

92

创造就业。证据显示，在近几十年的经济改革过程中的各个时期，"超编"一直都是国有企业的就业政策，包括 1990—1994 年 [董和普特曼（Putterman，2003）]、1995—1999 年 [波等（Bo et al.，2009·）]，以及 2002 年（李，2008）。根据时任国资委主任李荣融的一次访谈，一项 2009 年对全国 99 家央企进行的调查显示，为缓解公众对"毕业即失业"问题不断增长的关注，70% 的国有企业其在经济相对困难的时期（这些国有企业的利润与前一年相比下降了 30%）增加了对大学毕业生的招聘（新华社新闻，2009c）。另外，《人民日报》也曾报道，时任国资委副主任邵宁在"2009 国有经济发展论坛"上表示，面对国际金融危机，国有企业没有出现大规模职工下岗，是我国抵御金融危机重要的稳定因素（徐晓明，2009）。

此外，政府继续通过公共部门为有身心障碍者提供福利。表 4.2 显示了不同部门社会福利企业和雇佣有身心障碍者的情况。2000 年，全国共有 4 万家福利企业，为 72.5 万名有身心障碍的劳动者提供了工作，其中 77.6% 的福利企业是国有或集体性质的。到 2005 年，社会福利企业总数下降了 25%，为 3.1 万家，有身心障碍者就业人数下降了 13%，为 63.7 万人。这期间，无论是福利企业数量，还是雇佣有身心障碍者的数量上，公共部门的占比都有明显下降。但是，尽管如此，在支持有身心障碍的劳动者的福利事业上，扮演主要角色的依然是公共部门：2005 年，约有 63.7 万有身心障碍者就业，在公共部门就业的占 76.4%。

另外，私营经济部门由于面对着较硬的预算约束和不同的激励机制，在决定雇佣数量上往往以利润最大化为唯一原则。基于所有权双属性，他们没有追求非利润目标的义务，也较少受到以就业为首要目标的集体主义意识形态的影响。在企业改制过程中产生的下岗与失业，彰显了两类部门对待就业问题的不同态度。对江苏、山东的 39 家进行

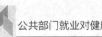

了民营化改革的乡村集体企业调查显示，20 世纪 90 年代中晚期的变革导致就业数下降约 31%（董等，2002，第 984 页）。

表 4.2　福利单位与就业状况：2000—2005 年

年	福利单位数		有身心障碍者就业	
	总单位数 / 万	国有和集体份额 /%	总人数 / 万人	国有和集体份额 /%
2000	4.07	77.6	72.50	83.5
2001	3.80	82.8	69.90	86.3
2002	3.58	83.1	68.30	86.7
2003	3.40	81.0	67.90	83.6
2004	3.24	78.1	66.20	80.6
2005	3.12	73.8	63.70	76.4

数据来源：《中国统计年鉴》，2006，第 904 页。
注：社会福利企业雇佣有工作能力的有身心障碍者，享受税收优惠。

二、工作稳定性

由于稳定感会影响一个人的健康，工作稳定性可以被作为衡量工作质量的一个关键指标。根据 2006 年对江苏和广东两个城市的实地调查，侯和陈（2007）发现，与内资私营企业、个体企业和外资企业相比，国有企业和集体企业的工作稳定性更高（第 248 页），合同签约率更高（第 253 页），合同续签率（即实际聘期）也更高（第 246 页）。

在 2008 年全球金融危机中，中央政府展示了通过公共部门企业来维持就业稳定性的决心。时任国资委主任李荣融公开督促国有企业的管理层承担社会责任，优先稳定就业，尽量控制工资下调（新华社新闻，2008）。在另外一个场合，李荣融提出，要化解危机，央企可以首先考虑削减工资，而不要让工人下岗，因为下岗对工人的家庭是灾难性的，也会影响他们孩子的未来。他还建议，应该先削减高管人员的薪酬，而不是去减普通职工的薪酬（王晓樱和魏月蘅，2009）。2009 年 1 月 23 日，人力资源与社会保障部、全国总工会、中国企业联合会 / 中国企业家协会联合发布《关于应对当前经济形势稳定劳动关系的指导意见》，明确要求大中型国有企业带头避免下岗（中央政府门户网站，2009）。

三、工作条件与福利

国有企业过去常常提留公共福利基金和个人福利基金（国家统计局，1995，第 686 ～ 687 页）。公共福利基金用来补贴公共福利项目和设施、文化和娱乐活动、医疗服务等；个人福利基金用于丧葬费用、养老金和救助金、生活费补贴、计划生育补贴、冬季取暖补贴等。城镇集体企业提供的福利往往仿照国有企业标准。对于乡村集体企业，根据 1990 年《城镇集体所有制企业条例》（第 32 条），税后利润的一部分用于当地公共福利。1994 年《乡镇企业产权制度改革意见》，规定乡镇集体股份（乡村股）产生的红利的一部分要用于社会福利项目。与国有企业类似，乡村集体企业的此类福利范围很广，包括教育、住房、养老、幼儿园、医院等 [保卡特（Bouckaert，2007，第 176 页、第 189 页）；卡迪和钱（Cuddy & Qian，2007）；皮罗蒂等（Perotti et al.，1999，第 165 页）]。一项 20 世纪 80 年代末期的调查显示，有些乡镇政府，例如江西省上饶县灵溪镇，设法为集体企业的正式工人提供了国企一般的福利待遇 [宋（Song，1990，第 407 页）]。

虽然始于 20 世纪 90 年代早期的社保体系改革已经将相当一部分国有企业的福利责任转移给了个人，导致待遇下降，但是与私营企业相比，国有企业雇员享受的待遇仍然更为优越。陈和陈（2010）的两个案例研究显示，国有独资企业和国有控股企业的职业安全与健康体系，比隶属于私营经济部门的外资企业和内资私营企业要好得多。这部分要归功于工会和职工代表大会所发挥的有限、却重要的作用，它们对企业福利、卫生与安全的监督，使国有企业更遵守法律、法规。

另一项 2002 年的全国性调查给出了类似的发现 [苏（Su，2003）]。为工作人员提供个人防护器具比率最高的是国有企业（78%），排名第二位的是城镇集体企业（71.6%），而内资私营企业的比率最低（49.6%）。国有企业给面临职业风险的劳动者提供定期体检的比率是 57.2%，外资企业为 2.7%，而内资私营企业仅为 1.9%（第 302 页）。此外，侯和陈（2007）在 2006 年的调查中发现，国有企业和集体企业劳动者参与各类社会保险的比率一直保持最高，接下来的顺序是外资企业、内资私营企业，最后是个体企业（见表 4.3）。例如，内资私营企业参加养老保险、基本医疗保险、工伤保险、失业保险，以及生育保险的比率大约是公共部门的一半；住院医疗保险的参与率仅为 7.65%，还不到公共部门这一比率（30.77%）的 1/4。

表 4.3　各类型企业职工社会保险覆盖率

单位：%

企业属性	养老	基本医疗	住院	工伤	失业	生育
国有和集体	46.00	46.00	30.77	46.00	46.00	23.08
外资	43.10	38.00	23.63	45.37	43.61	22.68
内资私营与个人	23.26	21.79	7.65	22.00	20.82	10.29

数据来源：摘自侯和陈（2007），表 9，第 247 页。

四、劳动强度与工人管理

当然，公共部门工作环境不是不存在问题。赵和尼可尔斯（Zhao & Nichols，1996）指出，在 20 世纪 90 年代中期，河南省的一些国有棉纺厂在生产中采取了高强制性的工作体系，提高了产量订额、加快了生产速度、延长了工作时间、加紧了对出勤和假期申请制度的控制。但是，正如陈（2001）指出的，公共部门企业中违反法规的现象还是比在私营企业（外资和内资）中要少见（第8页）。

根据1996年对45家制鞋工厂的1 530名工人所做的调查，陈和朱（Chen & Zhu，2003）比较了不同属性企业（包括国有企业、城镇集体企业、乡村集体企业、内资私营企业、港资或台资私营企业）中管理工人的严厉程度。他们的分析显示，违反企业规章制度的货币罚款在海外华人管理的合资公司里最为普遍，随后是本土华人管理的合资公司，再后是内资企业。类似的惩罚在国有企业、城镇集体企业和乡村集体企业中应用最少。对洗手间使用频率的控制也呈现出类似的模式。在拒绝加班要求的自由度上，本土华人管理的合资公司和海外华人管理的合资公司还是最为严格的，国有企业和城镇集体企业位居其后。内资私营企业和乡村集体企业中员工拒绝加班的自由度最高，部分原因可能是这两种类型的企业都倾向于实行社区化管理。研究者同时注意到，对于国有企业中的外来农民工而言，尽管他们无权享受很多其他的附加福利，他们可以享受到与城市工友们几乎一模一样的各项工作条件，包括工作时间长度和收入等（第577页、第582页）。

1994年的《劳动法》规定，平均工作时间每日不应超过8小时，每周不超过44小时。1995年国务院颁布的《关于职工工作时间的规定》要求，每天最多工作8小时，每周最多工作40小时。侯和陈（2007）发现，国有企业和集体企业最倾向于遵守这项法律/法规，随后是外资企业，而内资私营企业和个体企业最可能让劳动者加班工作。实际上，在衡量加班所涉及的四个指标（包括每天工作是否超过8小时、每周工作是否超过5天、每周工作是否超过44小时、是否经常夜班/早班转换）上，不同属性企业的排序都是如此（见表4.4）。

表 4.4　各类型企业超时工作比率

单位：%

企业属性	日工作小时数 >8 小时	周工作天数 >5 天	周工作小时数 >44 小时	日夜班 转换频率（经常）
国有和集体	18.07	42.41	51.52	18.18
外资	24.39	57.93	60.37	21.47
内资私营与个人	36.89	84.40	83.79	23.17

数据来源：摘自侯和陈（2007），表 14，第 253 页。

　　国家层面的统计数字也提供了一些关于所有制—工作小时之间相关关系的证据，尽管这些证据是比较间接的。"间接"是因为《中国劳动统计年鉴》在统计工作时长的时候不是严格按照雇主所有制属性来划分劳动者的，而是将劳动者分为如下四类：城镇单位、乡镇企业、私营企业雇员、私营企业雇主。尽管如此，这并没有妨碍我们得出下面的结论：私营企业的工作小时数最多。见表 4.5，在 2004 年 11 月，城镇单位（公共部门及私营经济部门）的劳动者平均每周工作 42.4 小时，乡镇企业（主要是私营经济部门）的劳动者平均工作 47.6 小时，个体企业的劳动者和雇主（都是私营经济部门）每周分别工作 49 小时和 51 小时。

表 4.5　2001—2004 年周工作时间

单位：h

属性		2001 年 10 月	2002 年 10 月	2003 年 11 月	2004 年 11 月
城镇单位		41.9	42.2	42.1	42.4
乡镇企业		44.7	48.3	47.1	47.6
私营企业	雇员	49.5	49.5	49.3	49.0
	雇主	51.3	51.1	50.6	51.0

数据来源：《中国劳动统计年鉴》，2005，第 102 页。
注："私营企业"指由自然人投资和设立的，或由自然人控制的企业。"城镇单位"指所有城镇工作单位，包括公共部门和私营的总和（不包括自然人投资/设立/控制的私营企业）。"乡镇企业"指所有的乡镇企业（集体和私营）的总和。2005 年，绝大多数乡镇企业为私营。

　　对 2004 年的周工作小时进行进一步分解，具体见表 4.6，有 11.4% 的城镇单位劳动者、36.2% 的乡镇企业劳动者每周工作超过 48 小时，而这一比例在私营企业雇员和私营企业雇主中的比例更高达 43% 和 52.5%。

表 4.6　2004 年周工作小时分解

单位：%

属性		<40h	40h	41 ～ 48h	>48h
城镇单位		4.0	75.4	9.2	11.4
乡镇企业		4.3	45.2	14.3	36.2
私营企业	雇员	4.4	38.4	14.3	43.0
	雇主	4.2	34.3	8.9	52.5

数据来源：《中国劳动统计年鉴》，2005，第 111 页。

五、工资薪酬不平等

在计划经济体制下，收入水平由国家规定，而且很大程度上跟资历相关 [奈特和宋（Knigh & Song，1994）]。管理者与普通员工的收入差距确实存在，但是相对比较小，而且要受到控制。20 世纪 80 年代以来，随着管理层逐步获得了更多的权力，例如拥有雇佣、解雇和设定工资方面的自治权，公共部门内部的收入差距开始快速拉开。

尽管如此，与私营经济部门相比，公共部门内部的收入差距还是要小。私营经济部门的收入更多地取决于市场因素：教育、技能以及其他个人特征比资历在工资的决定上更重要。有证据显示，中国公共部门内部收入区间的下限比私营经济部门高，而上限比私营经济部门低。换句话说，公共部门低阶层工人的收入比私营经济部门同类工人的收入要高，而公共部门高级管理人员的收入比私营经济部门同等级员工的收入低。例如，赵（2002）基于一项 1996 年的调查发现，如果考虑进去非货币福利，外资企业技术工人的收入比国有企业技术工人的收入要高很多，但国有企业非技术工人的收入则比外资企业同类型工人的收入要高。陈等（2005）显示，在 1995 年，虽然外商投资企业的员工的总收入较高，但高出部分主要是由于外资企业员工较长的加班时间；如果计算每小时工资率，实际上，外资企业收入是低于大型国企的。

公共部门的公共所有的属性，保证了政府对公共部门的收入差距进行调节的合法性。2009 年 9 月，人力资源和社会保障部等六部门联合下发《关于进一步规范中央企业负责人薪酬管理的指导意见》，规定管理人员的薪酬增幅要与员工薪酬增幅保持一致（新华社新闻，2009d）。相反，政府在对非公部门企业薪酬结构的调控就无法做到如此直接。当企业管理者同时是所有者或股东时，收入差距尤其明显，因为这时，他们的收入不仅来自工资，而且还来自分红。在 20 世纪 90 年代早期，乡镇企业有两个代表模式——苏南模式和温州模式。根据邹（2003）分析，苏南模式主要为社区所有，并由具有政治实力的干部进行权威式管理，其收入分配比较平等；而温州模式主要是为村里的"能人"或精英所有，以非常灵活的方式运营满足市场的各种需求，其收入分配比起苏南模式要更不平等一些。另外，90 年代末期进行的管理层收购加剧了工资薪酬的不平等。董等（2002）发现，山东和江苏在 1999—2000 年期间所进行的乡村集体企业改制使股权集中到管理者名下，导致管理层和劳动者之间的收入差距拉大，据估计，改制前后，非劳动收入占总收入的比例从 0.3% 上升到 8.9%（第 435 页）。

六、工作场所权力不平等

收入上的不平等往往意味着相对权力上的变化。董等（2002）发现，相对权力的变化对女性更明显：农村企业改制后，女性员工显著地在工作强度、工作稳定性、技术革新、奖金分配、内部职务调动和晋升等方面出现控制权感知（perception of control）的下降；女性在招聘、解雇和管理者任命方面的控制权感知也明显（虽然统计不显著）低于男性。重要的是，这种控制权感知上的性别差距在非改制的乡镇企业（即集体所有的乡镇企业）中并未发现（第986页）。研究者们将女性较低的控制权感知归因于管理层收购的再分配效应，因为在这一过程中，男性比女性更容易获得股权。[1] 作者还指出，控制权感知的性别差异在管理层控制的私营企业（50% 以上的股权由管理层控制）比在劳动者控制的企业（50% 以上的股权由员工控制）表现得更为明显（第995页，技术性注释第18条）。

七、法律法规

在中国，关于工人的权利与福利的法律法规通常在公共部门更为明确。虽然目前私营经济部门已经成为主要的雇主，法律仍然无法完全保证私营经济部门劳动者的权利和他们的代表机构（例如工会和职工代表大会）的权利，或者对相关权利的规定仍然十分模糊。这种差距很大程度上导致了私营经济部门对法律法规的合规不严，继而导致不利于健康的工作条件。

劳动者在工作场所的法律地位。《中华人民共和国宪法》（2004）第二章《公民的基本权利与义务（第四十二条，第三款）》规定：

国有企业和城乡集体经济组织的所有劳动者都应当以国家主人翁的态度对待自己的劳动。

类似地，1991 年的《城镇集体所有制企业条例》规定，集体所有

---

[1] 董等（2002）还提到，在他们抽取的 39 个私人企业样本中，77.5% 的股份由管理层持有，4.5% 由当地政府或其他人持有，工人所持部分仅为18%。一个有趣的问题是，非管理层工人的控制权感知在改制后发生怎样的变化。不过，这一项研究并没有就这一问题进行进一步的考察。

制企业的劳动者是企业的主人（第八条）。1999年的《中共中央关于国有企业改革和发展若干重大问题的决定》也规定，"搞好国有企业的改革和发展，必须切实尊重职工的主人翁地位"（第十二条）。与此相反，并没有针对私营企业劳动者的相应规定。这种缺失并不难理解，因为在私营企业中，劳动者只是作为生产要素之一而存在。

工会的法律地位。虽然《工会法》（1992）保证了工会组织工人、争取工人权利和福利的权利，但看起来只适用于公共部门的企事业：绝大部分条款明确要么适用于全民所有制单位（即国有）或者集体所有制单位。例如：

第七条 全民所有制和集体所有制企业事业单位的工会，应当组织职工依照法律规定参加本单位的民主管理和民主监督。

第十六条 全民所有制和集体所有制企业事业单位违反职工代表大会制度和其他民主管理制度，工会有权提出意见，保障职工依法行使民主管理的权利。

第十九条（第二款） 全民所有制和集体所有制企业在做出开除、除名职工的决定时，应当事先将理由通知工会，如果企业行政方面违反法律、法规和有关合同，工会有权要求重新研究处理。

第三十条 全民所有制企业职工代表大会是企业实行民主管理的基本形式，是职工行使民主管理权力的机构，依照《中华人民共和国全民所有制工业企业法》的规定行使职权。

全民所有制企业的工会委员会是职工代表大会的工作机构，负责职工代表大会的日常工作，检查、督促职工代表大会决议的执行。

第三十一条 集体所有制企业的工会委员会应当支持和组织职工参加民主管理和民主监督，维护职工选举和罢免管理人员、决定经营管理的重大问题的权力。

第三十四条（第二款）全民所有制和集体所有制企业工会不脱产的委员因参加会议或者工会组织的活动，占用生产或者工作时间，其工资照发，其他待遇不受影响。

第三十五条　全民所有制和集体所有制企业事业单位以及机关工会委员会的脱产专职工作人员的工资、奖励、补贴，由所在单位行政支付。劳动保险和其他福利待遇等，享受本单位职工同等待遇。

对比之下，1992 年的《工会法》几乎没有提到私营企业中工会的作用。事实上，仅简单提到了外商投资企业中的工会的作用，对权利的定义相当模糊（甚至弱化）。工会似乎缺乏实质的权利，主要是顾问的角色。

第三十三条　中外合资经营企业、中外合作经营企业研究决定有关工资、福利、安全生产以及劳动保护、劳动保险等涉及职工切身利益的问题，应当听取工会的意见。

外资企业的工会可以对有关职工的工资、福利、安全生产以及劳动保护、劳动保险等事项提出建议，同企业行政方面协商处理。

可以说，1992 年《工会法》对私营企业工会的权利规定得不甚完整，主要是由于当时中国的私营企业刚刚才开始出现。当私营企业成长为就业的主力后，修正的《工会法》于 2001 年发布。法律明确要求，只要劳动者人数超过 25 人，就应当设立基层工会。① 前一个版本的《工会法》明确了这些条款对国有和集体企事业单位的适用，新版《工会法》则取消了这些指定，这意味着，这些条款对各种属性的单位都适用。同样，1992 年《工会法》第三十三条（关于"外商投资企业中的工会的权利和义务"）的适用性，在 2001 年的版本中也已经扩展到所有的

---

① 1992 年版《工会法》第十二条规定，工作单位（有 25 名或以上的员工）"可以"设立基层工会委员会；在 2001 年版《工会法》第十条里，"可以"改为了"应当"。不过，应该指出的是，尽管似乎只要劳动者人数超过 25 名就要强制设立工会，法律并没有明确规定具体的执行措施，及对违反的罚则。

非公企事业单位（第三十七条）。

虽然如此，第四章"基层工会组织"中，一些条款的适用性以及执行的程度，还是因所有制属性不同有所区别。特别是针对国有企业[即 1992 年《工会法》中的"全民所有"]的第三十五条以及针对集体企业第三十六条，分别是 1992 年《工会法》第三十条以及第三十一条的翻版。新版《工会法》中关于工会在非公机构中履行权利与义务依然比较模糊：

第三十七条 本法第三十五条、第三十六条规定以外的其他企业、事业单位的工会委员会，依照法律规定组织职工采取与企业、事业单位相适应的形式，参与企业、事业单位民主管理。

职工代表大会的法律地位。职工代表大会制度，是职工通过选举与免除管理人员来参与管理，以及参与其他重大管理事项的一种基本形式。与涉及工会的法条类似，与职工代表大会相关的法律法规，从历史上看，一般只适用于公共部门企业。1986 年的《全民所有制工业企业职工代表大会条例》第二条规定，企业在实行厂长负责制的同时，必须建立和健全职工代表大会制度和其他民主管理制度。同样的条款出现在 1991 年针对城镇集体企业的《城镇集体所有制企业条例》第四章"职工和职工（代表）大会"（第 27 条）中，以及 1990 年针对乡镇集体企业的《乡村集体所有制企业条例》（第 26 条）中。有学者认为，在承认职工代表大会的法律地位这一点上，中国的做法"超过了国际劳动标准"（陈，2005）。不过，要求私营企业设立职工代表大会是直到 2004 年修正版的《公司法》（第 18 条），以及 2007 年的《劳动合同法》（第 4 条）才出现的（陈和陈，2010）。而且，职工代表大会在私营企业中的权利在这两部法律中都很有限，仅是要求管理层听取或咨询职工代表大会的意见。

诚然，即使是在公共部门，很多法律法规都没有在实践中得到执行。公共部门工人的权利，尤其是对生产过程的控制，自改革以来经历了较明显的下降。不过，把权利先写在纸面上仍然是值得追求的，这是让权利落到实处的第一步。一旦这些法律法规得以启动，并得以妥善执行，它们会有助于保护工人免受有害健康的工作所累。

第五节　小结

是否拥有一份工作对健康很重要，而稳定感、福利水平、适度的工作强度、收入平等、权利平等、是否有相应的劳动法律法规，以及这些法律的执行等，对健康都同样重要。本章展示了尽管"铁饭碗"式的福利体系已经成为了历史，两类部门在生产资料占有形式上的不同，使得公共部门依然称得上是更模范的雇主。另外，我们也意识到，当前公共部门的健康"溢价"有可能无法保持下去。实际上，回过头来看，一个明显的变化轨迹是，随着市场化改革带来经济高速增长的同时，公共部门的劳动者失去了终身就业、有大幅补贴的住房和医疗、平等的工资结构、管理民主等。随着市场机制在公共部门进一步推行，公共部门的工作条件有可能会越来越向私营经济部门靠拢，直到公共部门的健康"溢价"完全消失。这是我们在同步推进市场化改革与构建和谐社会的过程中，应予以重视的。

第五章　结　论

　　本书考察了公共部门就业对健康的影响。第二章回顾了文献，并在已知文献的基础上，将公共部门就业的角色纳入一个联结政治、政策与健康结果的理论框架。它展示了旨在提升社会公平的制度一般把公共部门就业作为一项劳动力市场政策工具，为弱势群体提供良好的就业机会，以及一项福利制度，为全体国民提供质优、价廉的公共服务。由于就业和公共服务对健康都有着重要的作用，可以预期公共部门有促进国民健康的潜力。

　　第三章探索了公共部门就业在个人层面对健康的影响。使用2006年"中国健康与营养调查"数据的研究发现，公共部门雇员自评健康状况为"优"或"良"的概率显著高于私营企业雇员。这其中一项重要的原因是，公共部门的工作稳定性明显更强。此外，公共部门内部各阶层（以教育水平和收入水平衡量）之间自评健康的差异比较小，而私营企业内部各阶层的健康差异很明显。还有一些证据表明，私营经济部门劳动者的健康资本随着时间的折旧速度更快。

　　作为对经验研究的补充，本书在第四章提供了相关的证据，帮助解释中国的公共部门为何在"铁饭碗"系统已经被打破之后，依然是模范的雇主。研究发现，基于公共所有属性，公共部门比私营企业面临着更宽松的预算约束。因此，公共部门更倾向于遵守政府的法律法规，提供更好的工作条件、更强的工作稳定性、工作安全性、平等的收入与权利等。

健康是衡量社会福祉最重要的指标之一。本书通过实证证据证明，公共部门就业比私营经济部门就业更有助于提升健康。因此，本书对新自由主义理念下，认为公共部门效率低下、不能满足人类需求的论点提出了挑战。这里可以引申出一些重要的政策含义。

首先，在社会存在大量失业、缺乏基本公共服务的形势下，政策制定者应该充分认识公共部门就业对促进健康和社会公平的重要作用，应充分认识到公共部门就业对于构建和谐社会的重要作用。这一点与中国的国情尤其相关：像在很多欧洲社会民主国家所做的那样，在公共部门，尤其是在为社会提供公共服务的领域（例如健康、教育）创造体面的工作，应该是建设和谐社会的一个可行方式。

本书的结论可以引申出的另一个政策含义是，在电力、通信、公路、民用航空、炼油、探矿权、采矿权、供水、供气、供暖等领域的开放应该持谨慎态度，因为这些领域不仅关系到国家安全，而且对社会福利和国民健康有巨大的潜在影响。在东南亚、拉美等许多发展中国家里，国有公共服务提供部门（如自来水厂）由私营机构收购以后，都导致了服务价格升高、服务可及性下降。

本书可以引申出的第三项政策含义是，我们对要求提高劳动力市场灵活性、降低政府对劳动力市场监管的提议要持谨慎态度。稳定的就业对社会福祉非常重要。劳动市场上监管的减少、灵活性的增加，不仅会让一部分人失去工作和收入来源，还会使留在劳动力市场上的劳动者被迫接受降低的福利、工作不稳定性的上升，最终都会直接影响工薪阶层的健康与福利。

最后，应该注意到，目前公共部门所有的健康"溢价"并不意味着它是一个完美的工作场所。随着终身就业和"铁饭碗"体制的终结，公共部门的劳动条件有向私营经济部门靠拢的趋势。政策制定者应着眼于一方面保持公共部门劳动条件的优势，同时提升私营经济部门的就业质量。

附录 A：所有制与经济增长：国有企业会阻碍经济增长吗？——与吉尔法森等（2001）的定量研究商榷

　　发表在《世界银行经济评论》杂志上的吉尔法森等（2001），在对跨国样本做定量分析后发现，在 1978—1992 年，国有企业就业占总就业人口的比重每增加一个标准差，将会导致年人均 GDP 增长下降 1 ～ 2 个百分点。基于这一发现，吉尔法森等（2001）得出结论——较大的国有企业规模总是会伴随着缓慢的经济增长。

　　国有企业真的会阻碍经济增长吗？党的十八大以来，习近平总书记反复强调国有企业的重要性。2014 年 3 月，他在参加全国人大上海代表团审议时指出，"国有企业不仅不能削弱，而且还要加强"。2014 年 8 月，他在中央深改组第四次会议上明确指出，"国有企业特别是中央管理企业，在关系国家安全和国民经济命脉的主要行业和关键领域占据支配地位，是国民经济的重要支柱，在我们党执政和我国社会主义国家政权的经济基础中也是起支柱作用的，必须搞好"。2015 年 7 月，他在吉林省考察时指出，"要坚持国有企业在国家发展中的重要地位不动摇，坚持把国有企业搞好、把国有企业做大做强做优不动摇"。习近平总书记尤其强调了推进国有企业改革的"三个有利于"，即"要有利于国有资本保值增值，有利于提高国有经济竞争力，有利于放大国有资本功能"。2016年7月，习近平总书记在全国国有企业改革座谈会上强调，"国有企业是壮大国家综合实力、保障人民共同利益的重要力量，必须理直气壮做强做优做大，不断增强活力、影响力、抗风险能力，实现国有资产保值增值"。他要求，"各级党委和政府要牢记搞好国有企业、发展壮大国有经济的重大责任，加强对国有企业改革的组织领导，尽快在国有企业改革重要领域和关键环节取得新成效"。

带着对吉尔法森等（2001）的结论的质疑，本书这一部分对其研究进行复制与扩展。我们发现，如果把吉尔法森等（2001）中国有企业规模的代理变量由国有企业就业占总就业人口份额（SOE/labor）换成别的变量，"国有企业规模与经济增长负相关"的研究结果将在统计上不再显著。我们还发现，如果选择恰当的数据和回归分析方法，国有企业规模与经济增长之间将没有任何统计意义上的相关性；不能得出国有企业会阻碍经济发展的结论。此外，吉尔法森等（2001）对回归结果的诠释也存在一些问题，本部分也将对此提出批判性的评论。

第一节　引言

所有制与经济增长究竟有关联吗？新古典经济增长理论给了我们肯定的答案。它所基于的论据是，私营企业比国有企业效率更高。费尔普斯（Phelps，1993）用了多个例子来证明私营企业的"优越性"。

首先，私营企业管理者们比国有企业管理者要更具有企业家精神；总体上来说，他们更倾向于增加投资和雇佣技术工人，更有创新能力。其次，私营企业管理者们能够更加自由地、凭借直觉去追求利润最大化，而国有企业则更多地受到来自利益集团的压力。再次，私人投资者眼光更长远，不会受到政治选举周期的影响，而国有企业管理者基本上都是政府任命的官僚。最后，私营企业有着更加严格的约束和更为严厉的惩罚机制，在这种机制下的激励可能更有效。

然而，现实中存在着许多反例，这促使我们从直觉上对上面的说法表示怀疑。最有力的一个例子是苏联。国有制下的苏联，维持了六十多年的良好运作，取得了卓越的成绩。反观在施行大规模私有化后的俄罗斯以及东欧国家，在经济和社会发展上长期表现得一塌糊涂。

在这场论战中，许多学者都试图寻找证据来支持自己的观点。吉尔法森等（2001）建立了包含多项控制因素的实证模型，通过对跨国样本进行多变量回归分析，评估影响经济增长的决定因素。这一研究在内生增长 AK 模型的基础上进行扩展[①]，将国有企业规模包含在经济增长模型中。利用世界银行（World Bank）（1995）发布的全球国有企业数据资料，吉尔法森等（2001）对 1978—1992 年 34 个国家（绝大部分为发展中国家）国有企业规模与投资、教育、经济增长的关联程度进行了分析。这一研究的结论是，"国有企业部门规模与经济增长有着十分显著的负相关关系，这一关系部分是通过投资和教育的途径间接实现的"（第 433 页）。

但是，我们对吉尔法森等（2001）进行了复制分析并发现，这一研究的结论并不可靠。吉尔法森等（2001）选择了国有企业就业占总

---

① AK 模型是内生经济模型，其基本假设是资本边际收益不变（而不是递减）。其生产函数为 $Y=AK$，其中 A 代表产出 / 资本的技术比率，K 代表资本存量。

就业人口比率作为国有企业的规模的代理变量。相关的散点图可以一目了然地说明这一选择是不恰当的。当改用其他变量代理国有企业规模，例如国有企业投资占投资总量的比例（SOE/investment），国有企业规模与经济增长之间的显著负相关关系就消失了。

第二节　研究的复制分析

基于原作者之一赫伯特森（Herbertsson）教授提供的原始数据，这一节复制吉尔法森等（2001）图表中所展示的结果，并检验他们对结果的解读。我们的分析显示，吉尔法森等（2001）在方法和技术上都存在一定的问题。

一、复制吉尔法森等（2001）表 A1：描述性统计

吉尔法森等（2001）在表 1 中列出了三种国有企业规模衡量指标的描述性统计（第 440 页）。第一个指标是 1978—1991 年各国国有企业就业占总就业的份额均值；这是吉尔法森等（2001）主要使用的指标。第二个指标是 1978—1991 年各国国有企业占非农业 GDP 的平均份额（SOE/GDP）。第三个指标是 1978—1991 年各国国有企业债务占总外债的平均份额（SOE/Debt）。我们在表 A1 完全复制了吉尔法森等（2001）的表 1。

表 A1　对吉尔法森等（2001）表 1 的复制：描述性统计

	均值	标准差	最小值	最大值	国家数
SOE/labor	0.133	0.137	0.008	0.698	41
SOE/GDP	0.149	0.135	0.013	0.717	76
SOE/Debt	0.073	0.057	0.000	0.289	82

数据来源：世界银行，1995。

二、复制吉尔法森等（2001）图 A1～图 A3：散点图和拟合趋势线

　　吉尔法森等（2001）做了关于 1978—1991 年平均国有企业就业份额与如下三个变量的散点图和拟合趋势线：①投资率（investment）：1978—1992 年投资占 GDP 的比例；②教育（Secondary Education）：1978 年（基准年）中学入学率；③人均经济增长率：1978—1992 年人均 GDP 增幅。这三张图中都包含了拟合趋势线，是为"减少可能的极端值的影响"而做的稳健估计（第 440 页）。

　　图 A1 是对吉尔法森等（2001）图 1——国有企业与投资（百分比）进行的复制。基于这张图，吉尔法森等（2001）得出结论，"其他条件不变，国有企业就业占就业总数的比率每增加一个标准差，投资占 GDP 的比重就下降 4.5 个百分点。相关系数 r 为负的 0.51（t=3.6）……因此，图 1 印证了这样的观点：国有企业不像私营企业那样愿意在新技术、新设备上投资以及采用新技术，这可能阻碍了经济增长"（第 440 页）。

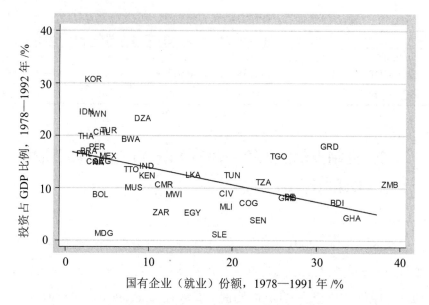

图 A1　对吉尔法森等（2001）表 1 的复制：国有企业规模（SOE/labor）与投资率

　　就这样，吉尔法森等（2001）仅仅通过一个散点图和一个单变量回归，得出了这样一个有着重大经济和政治意义的结论。接着，文章以同样的方式对其他两张图进行了武断的解读。图 A2 和图 A3 分别是对吉尔法森等（2001）的图 2——国有企业与入学率（百分比）及图 3——国有企业（就业）份额与人均 GDP 增长率（%）进行的复制。吉尔法森等（2001）由基于图 2 做出的结论是，"当其他条件一致，国有企业就业份额每增加一个标准差，中学入学率就下降 1.5 个百分点。相关系数为负的 0.58（t = 4.1）……看起来，这一结果似乎印证了国有企业没有私营企业那样愿意聘用技术工人、采用新技术，从而制约经济增长的观点"（第 440 页）。

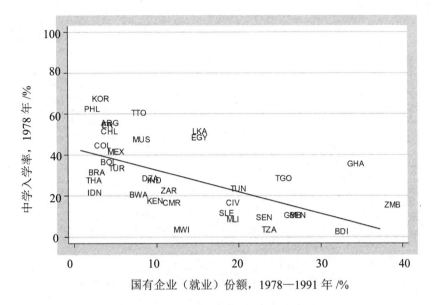

图 A2　对吉尔法森等（2001）表 2 的复制：国有企业规模
（SOE/labor）与教育

同样，吉尔法森等（2001）基于图 2 得出的结论是，"图 3 说明，在多个国家，国有企业的就业份额与经济增长负相关。相关系数为负的 0.35（t=2.2）。国有企业就业份额每增加一个标准差，年经济增长就下降 1%……这说明一国较大的国有企业规模通常伴随着低经济增长率（如加纳和赞比亚）"（第 441 ～ 442 页）。

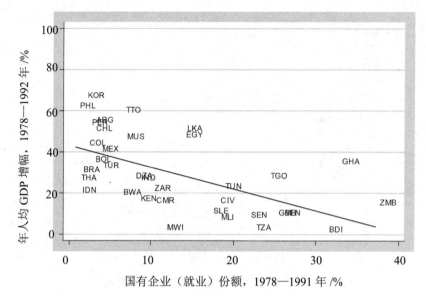

图 A3 对吉尔法森等（2001）表 3 的复制：国有企业规模
（SOE/labor）与经济增长

　　然而，我们知道，有很多因素都会影响经济增长。从技术上讲，如果忽略了重要的因素，则会导致模型设定偏差。如果模型中已有自变量与被忽略的变量之间存在相关性，被忽略变量对因变量的影响就可能与已有自变量对因变量的影响交织在一起，拉高已有自变量估计值的方差（从数学上看，这样估计出来的方差等于已有自变量的方差、加上模型错误设置导致的偏差）。因此，仅仅根据散点图和拟合曲线的结果就下结论是草率的。

　　除了基于简单分析的结果就轻易下结论外，吉尔法森等（2001）在选择衡量国有企业规模的指标上也有问题。世界银行（1995）提供了一系列衡量国有企业相对份额的指标。除了国有企业就业占总就业的比率之外，还有国有企业增加值与非农业 GDP 的比率、国有企业投资占国内总投资的比率、政府向国有企业的净转移支付、国有企业占国内信用的份额、国有企业占外部债务的比率等。然而，吉尔法森等（2001）却挑选了颇有争议的"国有企业就业占总就业人数的比率"来作为衡量国有企业规模的主要指标。

正如世界银行（1995）所强调的，"国有企业就业占就业总人数的比率不能直接用来（在各国间）比较。在很多国家，数据仅代表国有企业的正式全职雇员"（第264页）。具体来讲，样本所有41个国家中，有13个国家的"国有企业就业"数据仅包括了国有部门正式就业的部分，而不是全部国有部门就业。[①]考虑到这13个国家都是发展中国家，普遍存在大量的非正式就业，因此，基于这些数据得到的结论是不可靠的。

我们用图 A4 和图 A5 两张散点图来揭示国有企业规模与各项宏观指标的相关关系。我们不再使用国有企业就业占总就业人口比率这一指标，而是改用其他两种衡量国有企业规模的方法：图 A4 采用了国有企业占非农业 GDP 的比率，图 A5 采用了国有企业投资占国内总投资的比率。将图 A4 和图 A5 分别与图 A1[即吉尔法森等（2001）的图 1]和图 A3[即吉尔法森等（2001）的图 3] 进行比较，我们可以发现，吉尔法森等（2001）的结论是有问题的：图 A4 和图 A5 显示，国有企业规模无论是与投资，还是与经济增长之间，要么是不显著的负向相关关系，要么干脆不存在任何负相关关系。

---

① 这13个国家是：布隆迪、喀麦隆、科特迪瓦、冈比亚、加纳、几内亚、马里、毛里求斯、塞内加尔、塞拉利昂、多哥、扎伊尔、赞比亚。

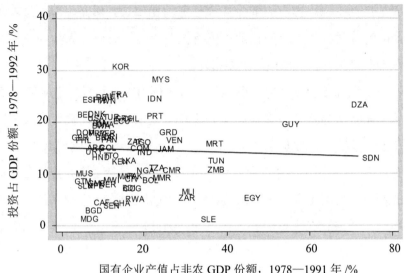

图 A4　国有企业规模（SOE/GDP）与投资率

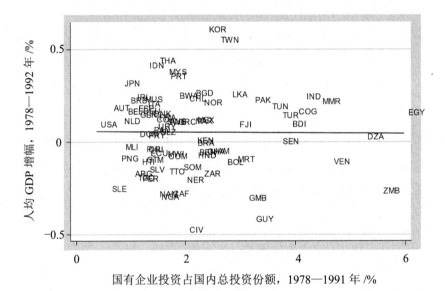

图 A5　国有企业规模（SOE/investment）与经济增长

三、复制吉尔法森等（2001）表 A2：回归模型

在回归分析的基础模型设定上，吉尔法森等（2001）与现有文献基本是一致的。因变量"经济增长"是所研究时期内人均 GDP 增长率的均值。所使用的三个自变量也是一般文献经常采用的：① initial GDP，即研究时期起始时点的人均 GDP，模型中包含这一变量是考虑到 β - 收敛；[1] ② investment，即固定资本形成总额占 GDP 的百分比，用来衡量物质资本；③ secondary education，即中学入学率，用来衡量人力资本或技术的累积水平。

根据吉尔法森等（2001）的研究，这些参数的预期信号是：① initial GDP 的预期符号为负，原因是，当经济向稳态收敛时，初始水平越低，其后续增长潜力就越大；② investment 的预期符号为正，原因显而易见，投资会带来经济增长；③ secondary education 的预期符号为正，因为人力资本可以推动经济增长。

在表 A2 中，回归（1）和回归（5）完全复制了吉尔法森等（2001）的 OLS 回归结果；回归 2（a）—回归 2（c）、回归 3（a）—回归 3（c）及 回归 4（a）—回归 4（c）中报告了我们运用似不相关回归（seemingly unrelated regression，SUR）所做的分析结果。表 A2 最下面一行复制了吉尔法森等（2001）的标准差和校正的决定系数。一个区别是，吉尔法森等（2001）在其表 2 的括号里报告了 t 值，我们则报告 p 值。

---

[1] 绝对 β -收敛指的是，在起始期相对较穷的国家的经济增长速度会高于起始期更富裕的国家，并且，其收入不平等程度可能会下降。萨拉伊马丁（Sala-i-Martin，1996）对各种类型的 β - 收敛，及其之间的相互关系有详细描述。

表 A2　复制吉尔森等（2001）与扩展回归结果：国有企业份额对经济增长的影响

	经济增长, 1978—1992 年								投资率, 1978—1992 年			中学入学率, 1978 年		
	(1)	(2a)	(3a)	(4a)	(5)	(6)	(7)	(8)	(2b)	(3b)	(4b)	(2c)	(3c)	(4c)
起始 GDP	-0.003 (0.236)	-0.011 (0.079)	-0.104 (0.078)	-0.008 (0.082)	-0.007 (0.116)	-0.006 (0.170)	-0.011 (0.177)	-0.128 (0.055)	0.015 (0.278)	0.016 (0.270)	0.050 (0.000)	0.141 (0.000)	0.142 (0.000)	0.237 (0.000)
投资率, 1978—1992 年	0.172 (0.000)	0.236 (0.000)	0.209 (0.000)	0.208 (0.000)	0.162 (0.000)	0.142 (0.001)	0.238 (0.008)	0.158 (0.019)						
中学入学率, 1978 年		0.030 (0.236)	0.014 (0.564)	0.014 (0.385)	0.023 (0.185)	0.025 (0.098)	0.022 (0.485)	0.016 (0.550)						
SOE/labor							0.068 (0.419)	0.001 (0.978)	-0.338 (0.002)	-0.334 (0.002)		-0.427 (0.088)	-0.422 (0.092)	
SOE/GDP											0.068 (0.144)			0.025 (0.838)
SOE/Debt					-0.095 (0.016)									
SOE/labor * investment			-0.711 (0.038)											
SOE/GDP * investment				-0.219 (0.023)										

续表

	经济增长, 1978—1992年								投资率, 1978—1992年			中学入学率, 1978年		
	(1)	(2a)	(3a)	(4a)	(5)	(6)	(7)	(8)	(2b)	(3b)	(4b)	(2c)	(3c)	(4c)
SOE/investment						0.016 (0.371)								
虚拟变量 SOE/labor							0.022 (0.047)							
截距项	0.003 (0.870)	0.043 (0.281)	0.057 (0.151)	0.032 (0.269)	0.034 (0.269)	0.014 (0.612)	0.043 (0.449)	0.043 (0.449)	0.058 (0.605)	0.056 (0.621)	-0.249 (0.000)	-0.685 (0.012)	-0.689 (0.012)	-1.432 (0.000)
标准差	0.019	0.018	0.018	0.018	0.019	0.017	0.018	0.018	0.056	0.056	0.052	0.125	0.125	0.138
Adj. R^2	0.22	0.25	0.36	0.26	0.22	0.27	0.38	0.48	0.33	0.33	0.44	0.55	0.55	0.72
国家数	96	88	34	67	71	77	23	34	39	39	74	35	35	69
估计方法	OLS	SUR	SUR	SUR	OLS	OLS	OLS	OLS	SUR	SUR	SUR	SUR	SUR	SUR

注：括号中为 p 值。

表 A2 的回归（1）报告了 OLS 的回归结果：因变量是各国人均经济增长率在 1978—1992 年的均值；两个自变量分别是初始人均 GDP（对数形式）及投资。基于这个简单的回归，吉尔法森等（2001）得出结论，"初始收入估计系数为负"，并认为这"印证了 β - 收敛……"（第443 页）。然而，我们可以看到，这一回归仅仅包括了两个自变量，很可能会有前文讨论过的由遗漏变量而导致估计偏差的问题。

回归（2）—回归（4）运用了 SUR 技术。作为对 OLS 的替代，SUR 可以同时估计国有企业对经济增长的直接影响和间接影响。因此，SUR 下的回归分析是针对方程组的，每个方程组包含了三个方程。例如，回归（2）包含了三个方程：

$$growth_{1978-1992} = f(GDP_{1978}, investment_{1978-1992}, education_{1978}) \qquad (2a)$$

$$investment_{1978-1992} = f(GDP_{1978}, SOE/labor_{1978-1991}) \qquad (2b)$$

$$education_{1978} = f(GDP_{1978}, SOE/labor_{1978-1991}) \qquad (2c)$$

其中回归（2a）是基础回归，自变量包括初始 GDP、投资率、中学入学率，因变量为经济增长；回归（2b）和回归（2c）分别描述了投资和教育对初始 GDP、国有企业规模的依赖程度。吉尔法森等（2001）认为，"国有企业分别阻碍了投资和教育 [如回归（2b）和回归（2c）所示]……并继而阻碍了经济增长 [如回归（2a）所示]"（第 445 页）。

然而，需要注意的是，吉尔法森等（2001）中所用来衡量教育的变量——中学入学率的数据，是研究时期的初始时间点（1978 年）的。换句话说，回归（2c）实际上是在试图描述 1978 年的 GDP 及 1978—1992 年国有企业就业份额对 1978 年的中学入学率的影响。这也就是，吉尔法森等（2001）使用整个样本时期的均值作为自变量（1978—

1992 年国有企业就业份额均值）来解释样本期间起始时点的情况（1978 年的中学入学率）。对这种不合乎逻辑的做法，吉尔法森等（2001）没有提供任何解释，并将同样的方法运用到了回归（3）和回归（4）的估计中。

回归（3）：

$$Growth_{1978-1992} = f (GDP_{1978}, investment_{1978-1992}, Education_{1978}, SOE/labor_{1978-1991}, investment_{1978-1992}) \tag{3a}$$

$$investment_{1978-1992} = f (GDP_{1978}, SOE/labor_{1978-1991}) \tag{3b}$$

$$Education_{1978} = f (GDP_{1978}, SOE/labor_{1978-1991}) \tag{3c}$$

回归（4）：

$$Growth_{1978-1992} = f (GDP_{1978}, investment_{1978-1992}, Education_{1978}, SOE/LGDP_{1978-1991}, investment_{1978-1992}) \tag{4a}$$

$$investment_{1978-1992} = f (GDP_{1978}, SOE/GDP_{1978-1991}) \tag{4b}$$

$$Education_{1978} = f(GDP_{1978}, SOE/GDP_{1978-1991}) \tag{4c}$$

把教育数据年份选择不当的问题姑且暂时搁在一边，我们再来看看吉尔法森等（2001）处理回归（3）和回归（4）的方法。回归（3a）增加了一个变量——国有企业就业份额与投资率的乘积（SOE/labor×investment），以此估计国有企业规模对经济增长的直接影响。这个变量的估计系数显著为负，但教育（中学入学率）的估计系数在任何合理的水平上都是不显著的（p 值为 0.564）。鉴于人力资本对经济增长的重要影响，教育变量的估计系数不显著应该是一个值得警觉的问题。然而，吉尔法森等（2001）没有对此进行讨论，而是直接将这一不显著的估计结果与其他结果组合起来，并得出结论，"其他条件不变的情况下，一国国有企业就业份额上升一个标准差，该国经济增长下降 2.4 个百分点"（第 446 页）。[①]

吉尔法森等（2001）对回归（4）的结果的解释就更显荒谬了。这里，文章采用 SOE 占非农业 GDP 的份额（SOE/GDP）来衡量国有企业规模。在回归（4b）中，SOE/GDP 的估计系数为正的 0.078，恰恰与他们认为国有企业阻碍投资的理论相悖，但吉尔法森等（2001）对这一在他们看来"异常"的估计结果的反应是，"SOE/GDP 对投资率的回归系数几乎是有一点显著的，但根据模型来看，这是错误的"（第 446 页）。至于为什么出现错误、错误在哪里，吉尔法森等（2001）没有提供解释，反而继续辩解道："即使我们承认国有企业占 GDP 份额可能会刺激投资，也不能实质性地改变结论：SOE/GDP 对经济增长的影响仍显著为负"（第 446 页）。然而，吉尔法森等（2001）并没有给出得到"显著为负"的结果的计算细节。按照他们在回归（3）中估计国有企业就业份额对经济增长的总效应时所采用的方法，我们进行了计算，并得到了一个正值（0.001 6），即国有企业规模对增长的效应为正，并非如吉尔法森等（2001）所言的"负"值。[②]

[①] 吉尔法森等（2001）没有详述是如何计算出结果（2.4 个百分点）的。这里解释一下：2.4% 是 0.14 和（-0.171）的乘积，其中，0.14 是国有企业就业份额的标准差，（-0.171）是国有企业就业份额对经济增长的影响系数，其计算过程为：（-0.695）×0.153+（-0.278）×0.213 +（-0.416）×-0.014
其中，第一项中的（-0.695）是吉尔法森等（2001）表 2 回归（3a）中 SOE/labor× 投资率的估计系数，0.153 是投资率的样本均值，二者的乘积是 SOE/labor 对经济增长的直接影响；第二项中的（-0.278）是回归（3b）中 SOE/labor× 投资率的估计系数，0.213 是回归（3a）中投资率对经济增长的影响的估计系数，二者的乘积是 SOE/labor 经由投资率对经济增长的间接影响；第三项的计算逻辑同前，是 SOE/labor 通过教育对经济增长的间接影响 [见回归（3a）和（3c）]。不过，教育对经济增长的间接效应应是不显著的。
[②] SOE/GDP 对经济增长的总效应（0.001 6）的计算方法是：（-0.219）×0.153 + 0.036 ×0.914 + 0.078 ×0.028。

第三节　对回归模型的延伸研究

在分析了吉尔法森等（2001）在数据选择及回归结果解读上的失当之后，我们通过对其回归结果的拓展，进一步质疑其得出的"国有企业规模阻碍经济增长"的结论的可靠性。拓展的结果报告在表 A2 的回归（6）—回归（8）中。

作为基础回归模型，回归（6）的模型设定与回归（5）相同，包含了四个解释经济增长的自变量——初始 GDP、投资、初始教育、国有企业规模。这里与吉尔法森等（2001）的回归（5）唯一的区别是，我们用国有企业投资占国内总投资的比率来衡量国有企业规模。这一改变显著提高了数据的样本数量，从而可能在一定程度上淡化难辨"因果"的问题——对于发展中国家来说，缓慢的经济增长、高涨的失业率会在一定程度上引发公共部门的扩张；因此，即使观察到国有企业规模与经济增长之间存在负相关，也不一定表示是前者的增加导致了后者的下降。如果所选取的数据主要局限于发展中国家，那么，国有企业规模与经济增长之间的负相关关系就无法准确地反映任何单向的因果关系。国有企业就业比率的数据就有这个问题：样本的 41 个国家（地区）中，39 个是欠发达国家；剩下的韩国和中国台湾，它们在 1978—1992 年实际上也不完全能称得上是发达国家（地区）。相比之下，国有企业投资比率的数据则涵盖了更多发达国家，从而可能会部分纠正这个偏差。

结果报告在表 A2 的回归（6）中。我们可以看到，回归结果反驳了吉尔法森等（2001）发现的国有企业规模与经济增长之间存在的显著负相关关系：校正的决定系数比吉尔法森等（2001）的回归（5）得出的要高，投资与教育的估计系数都在 10% 的水平上显著为正；初始 GDP 的估计系数为负（β - 收敛），p 值为 0.17；国有企业规模的估计系数虽然不显著，但符号为正。当然，我们不会像吉尔法森（2001）一样，仅凭着统计上不显著的正向相关关系，就做出国有企业规模对经济增长具有正向影响的结论。但我们至少可以确信，吉尔法森等（2001）对国有企业的歧视是缺乏依据的。

回归（7）和回归（8）分别用两种不同的方法，纠正前文提到的国有企业就业比率在测量上所存在的问题：回归（7）去掉了 13 个数据不准确的国家，而回归（8）用一个虚拟变量（虚拟的 SOE/labor）来控制这 13 个国家的影响。这两个回归模型的结果都再一次动摇了吉尔法森等（2001）结论的可靠性。

第四节　小结

自 20 世纪 80 年代以来，国有企业私有化在绝大多数发达国家的改革议题中都排在前列。但是，其经济后果却并未被充分地讨论过。这中间的部分原因是，公共部门绩效的数据常常难以获取，如世界银行（1995）所言，"数据来自多个渠道，定义、范围各不相同"（第 263 页）。然而，吉尔法森等（2001）没有给予数据的不完善问题以足够的重视，并通过一系列不恰当的计量方法，得出了不利于公共部门和国有企业的结论。我们通过这一部分对其所用模型的复制，驳斥了吉尔法森等（2001）所报告的"国有企业规模与经济增长显著负相关"的结论。

附录 B：不平等会促进经济增长吗？
——一个定量研究

第一节　引言

不平等会影响经济增长吗？这是一个经典问题 [阿格黑昂 (Aghion) 等，1999]。传统的经济增长理论并不重视平等问题，因为它认为，经济平等与增长之间仅存在"内在的此消彼长"的关系，而且，随着经济的逐渐繁荣，不平等程度将会降低。西蒙·库兹涅茨 (Simon Kuznets，1955) 提出了著名的"库兹涅茨曲线"：在经济发展初期，一个国家的不平等程度会随着人均 GDP 的增加而上升，在达到一个最高点后又开始下降，呈现出"倒 U 形"曲线。诸如此类的观点为忽略不平等问题提供了托词。然而，现实的观察往往并不符合"库兹涅茨"曲线的预言：一个例子是，东亚在保证平等的情况下，成功实现了经济的快速增长；另一个例子是，非洲及拉丁美洲国家猖獗的不平等与经济增长的缓慢共生。这种反差促使我们对不平等和经济增长之间的关系进行深入思考。

20 世纪 90 年代中期以来，大量实证研究表明，经济增长与不平等之间存在着负相关关系。这些证据挑战了传统的权威观点。正如诺贝尔经济学奖得主阿马蒂亚·森（Amartya Sen，1999）指出的，平等不应仅仅被视为经济增长带来的"结果"，它更是促进经济发展的有效途径、保障公众福利的关键。如果经济发展的果实不能被广泛地分享，人们便不能充分参与经济发展的进程，长期以来，可持续发展及社会稳定就难以实现。

这一部分利用 1960/1970 年（平均）和 1999 年的两个横截面数据，对经济增长与不平等之间的关系进行定量研究。考虑到"收入"（income）和"财产"（assets）在词义上的差别，我们分别采用收入分配和土地分配作为代理变量，来衡量不平等程度对经济增长的影响。两个样本的分析结果均表明，不平等与经济增长之间存在显著的负相关关系，或者换句话说，平等与经济增长之间正存在显著的正相关关系。由此，我们可以得出一个结论：一国初始的不平等程度对后续的经济增长至关重要。

这一部分写作结构如下：第二节对近年来主要相关理论进行梳理，并在此基础上建立理论模型；第三节讨论数据，并给出描述性统计结果；第四节展示回归分析结果；第五节进行讨论、提出结论。

第二节　理论与模型设定

一、理论

传统的增长理论认为，经济增长与平等之间是一个权衡取舍的关系，甚至在某些情况下，追求平等还会阻碍经济增长。主要的理由包括：

（1）储蓄与投资。通常被认为，收入越高，边际储蓄倾向越高，而收入越低，则更有可能把钱用于消费。由于增长取决于投资，而投资又取决于储蓄，因此，高收入人群的存在有助于做大经济蛋糕，继而由此推论，收入两极分化是可接受的。这一观点还引出了一系列"供给革命"的宏观经济政策。[①]

（2）公平和激励。"公平—效率此消彼长"的观点最早由阿瑟·奥肯（Arthur Okun，1975）提出。这一观点认为，在一个有着完美资本市场、所有人偏好一致的平等社会，若通过所得税进行收入再分配，会降低税后利率（after-tax rate of interest）以及储蓄回报率，这会影响人们积累财富的积极性，进而导致经济效率的损失。

（3）投资的不可分割性。新产业的建立往往需要一定数量的沉没成本，而财富掌握在少数人手中则有利于投资的开展。因此，将资源集中在少数人手中不仅是有用的，更是必要的。

（4）环境恶化。更加平均的收入分配可能会加速环境恶化的过程，

[①] 这里的"供给革命"也被称为"里根经济学"或"供给学派经济学"，与中国2016年提出的"供给侧结构性改革"不是同一概念。前者主张对市场自由放任，将减税，特别是为高收入者减税作为其主要政策主张。而我国的"供给侧结构性改革"则体现了马克思主义政治经济学"解放生产力、发展生产力"的观点（胡鞍钢，周绍杰，2016）。

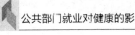

因为低收入者对环保商品的重视度低于高收入者，低收入者使用的消费品也倾向于更大量地使用不环保的原材料。

然而，上述这些新古典学派的观点是站不住脚的。例如，针对第一个"投资与储蓄"的观点，我们可以先假设高收入者具有更高的边际储蓄倾向（尽管有证据表明这并不一定成立），但这一定意味着储蓄会自动转变为投资吗？储蓄是决定不花钱，而投资则是决定如何花钱。储户和债务人（真正的投资者）是由金融中介相联系的。当一个国家银行系统较为薄弱，或资本大量流出时，储蓄与投资之间的联结可能是很微弱的。

另外，高收入者储蓄率更高的观点也是需要被质疑的。美国的数据就与这一传统观点相悖：高收入美国人的储蓄率最低（实际为负），而贫穷阶层的人储蓄率最高；高收入者实际上是花得更多，而不是储蓄更多。对于发展中国家，格里芬和艾科维茨（Griffin & Ickowitz，1993）指出，低收入者的储蓄比相对富裕人群的储蓄更容易在统计上被漏掉。这是因为，储蓄的形式有银行账户、金融产品或房地产等，对于贫穷的家庭，储蓄和投资的决定往往是同时发生的，他们很大一部分的储蓄最终确实转化成为了投资，但却没有通过金融系统。因此，在统计上，低收入者的投资往往被低估。

其他三个关于"不平等对于增长是必要的"的观点也都是建立在不现实的、对低收入者的歧视的假设上的。比如，第二个"公平会阻碍激励"的观点，就假设了资本市场是完美的，且所有人都有相同的偏好。这样的假设显然是背离现实的。

自20世纪90年代中期以来，已有大量不同于传统观点的理论文献认为，不平等会对经济增长造成消极的影响；换句话说，平等对经济增长有积极作用。理论上的解释有以下几个方面。

第一，需求约束。在一个不平等程度较高的社会，国内工资水平遭到普遍压缩，低收入者的消费不能够保证市场出清；而更为不幸的是，高收入者的消费也不太可能弥补需求的不足。有人可能会反驳说，一旦经济开放，政府可以通过出口来解决需求不足的问题。这种策略可能在特定国家或特殊时期有效，但它不能被推广到所有国家。比如，若中国想要遵循这一策略，即通过扩大出口来解决国内需求约束的问题，那么，其他发展中国家的出口将立即受到影响。除非最后有更多的本国居民成为真正的消费者，否则，原有的经济循环仍然不能被打破。

第二，冲突和政治不稳定。高度不平等的资源分配，可能会刺激人们有组织地采取超出正常市场活动和政治渠道的方法去追寻自身利益，如寻租行为或暴力反抗。这将最终给社会政治稳定带来很大的不确定性，阻碍投资和经济增长。

第三，人力资本。发展经济学自 20 世纪 80 年代以来出现的一个积极的趋势是其认识到"人力资本"是经济增长的主要源泉。大量的实证研究衡量了人力资本投入对经济增长的相对重要性。人力资本使得投资更有效率，并且促进了建立一个贤能领导下的高效政府。如果个人不能自由地（从未来收入中）借贷，更多的人就不能进行人力资本投资（尤其是中等和高等教育），因为消费的边际效用在低消费水平时是非常高的。因此，初始的资源分配很可能会对经济的投资和增长模式造成巨大的负面影响。

第四，信贷市场约束。这一领域在 20 世纪 90 年代以来得到了广泛的研究。其基本的观点是，在市场不完美的前提下，信息不对称导致契约不完备。因此，在对债务人进行评估时，往往更注重其资源禀赋的多少，而不是投资项目本身的质量。由于低收入者在资源禀赋上处于劣势（如无法拿出足够的抵押物），这导致他们往往被逐出土地

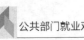

和信贷市场，无法实现他们的投资机会。事实上，这一观点和上述第三点是相互关联的——低收入家庭的孩子常常因为这一点，无法接受到中等和高等教育，从而失去改变命运的机会。

第五，抑制效应。首先，尽管绝对平均并不总是有利的，但不平等的边际收益会递减，最终会阻碍经济增长。其次，这里也存在一个"劳动攫取"（labor extraction）[鲍尔斯（Bowles, 1985）] 问题，即当工资是人们工作的唯一激励时，劳动的质量将取决于所付工资的多少。当没有有效的监管或其他激励时，低工资所造成的不平等会激励员工"磨洋工"，让"攫取"劳动的成本变得更高。

第六，小农场和大农场的生产力。小农场源于其密集劳动的效率优势是被广泛认可的，而不平等将严重威胁小农的存在，整体农业的生产力也将会因此受到威胁。

第七，再分配性质的财政政策与税收扭曲。这一观点在现有文献中多被提及 [阿里斯纳和罗德里克（Rodrik, 1994），佩罗蒂（Perotti, 1996），佩森和塔伯里尼（Persson & Tabellini, 1994）]。当财政政策是再分配性质的，个体偏好的税收水平会与其收入成反比，即收入越低的个体会越渴望高水平的税收政策。由于再分配性质的税收对私人储蓄和投资的抑制作用，经济增长可能会受到负面影响。

第八，公共产品。较高的不平等往往导致较低公共品的供给，这反过来会阻碍经济增长。一个极端的可能性是，在一个极度不平等的社会中，不仅仅只是低收入者难以负担起教育费用，更可能的情况是，整个社会根本无力提供任何教育资源。另外一个例子是关于生物多样性的，伯伊斯（Boyce, 2006）指出，小农场不仅在很多方面效率更高，他们在一定程度上也"提供了一种重要的公共品——保持农业生物多样性（作物遗传多样性）"："从南墨西哥和危地马拉的高原玉米地、到东印度地区和孟加拉国的稻田，世界各地的农民们维持了作物遗传多样性，保障了人类长期的粮食供应。许多提供这种公共利益的人都非常贫困，而他们继续维持这种多样性的能力和意愿不应被当作是理所当然的。政策应该奖励这些农民对全球粮食保障的贡献，以确保他们和我们共同的未来"（第 3 页）。严重的不平等可能会将小农户排挤出经济领域，这将会威胁到生物多样性，从而损害长期可持续性发展。

第九，资本外逃。正如之前提到的，没有一种机制能够确保储蓄自动地转化为投资。这其中一个潜在的漏洞就是资本外逃。在一个不平等程度较高的经济中，一些非法渠道可能会给资本积累提供更好的机会。由于钱财来自非正规渠道，资本外逃现象就难以避免，最终会使得一个国家的物质资本存量减少。

第十，治理。不平等不仅会影响政府的治理形式，就资源分配效率而言，也会影响到治理的质量。一个很好的例子就是东亚和东南亚的发展奇迹。这些国家并不总是遵循自由放任的发展战略，而是经常运用国家"看得见的手来"来作为市场机制的补充。这些国家和地区在"二战"后都经历过全面的土地改革，打破了传统的地主寡头政治，重新整合了权利并打击了传统的地主阶级，使其不再能够以牺牲公共利益、壮大自身势力为目的去掠夺资源。

用森（1999）的话来说，平等不是"结果"，而是促进经济发展的"手段"。世界银行（1993）认为，东亚发展奇迹的奥秘在于实行了"技术官僚绝缘"（technocratic insulation）制度，即国家政策是由具有专业知识的技术官僚在相对独立、绝缘的条件下制定的，不受民众一般利益的左右。阿姆斯登（Amsden，1989）对此提出了不同看法。作者认为，20 世纪 60 年代，韩国的土地改革瓦解了贵族势力，使社会变得更加平等，使阶级以外的力量得以发挥影响。而接下去的学生运动，作为主要的一股力量，约束了韩国政府，也使新政府更加诚实、有效。在这一背景下，韩国得以实现成功地干预市场机制，并对大企业、财阀进行约束。

第十一，环境恶化。这个观点与公共产品问题相关：尽管减少环境资源的开采会使得所有人受益，但个人还是会去无限制地追求资源，因为这能使个体利益最大化。环境恶化通常就是由于人们大量开采当地自然资源，却无法协商达成一致的环境保护协议而造成。当一个社会极端不平等时，低收入者就不得不去寻求更多的自然资源，而不考虑环境保护的问题。

第十二，有限的合作机会。异质群体之间常常难以达成合作，原因是存在着差距。例如，财产上的差距会使得不同群体之间难以建立信任、合作或分享共同的目标。前面提到的由不平等造成的环境恶化也与这个问题有关。

二、模型设定

根据以上理论，经济的后续增长（Subsequent Growth）可表示为由一系列因素决定的函数：

Subsequent Growth $t_1 - t_n = f$（初始 GDP，物质资本，人力资本；平等程度）

由此，建立的线性模型如下：

Growth $= \beta_0 + \beta_1 \text{GDP} + \beta_2 \text{Kformation} + \beta_3 \text{Education} + \beta_4 \text{Equality} + u_i$

其中，Growth 为经济增长，以整个研究阶段人均 GDP 的平均增长率来衡量；GDP 为研究时期的初始人均 GDP（主要考虑到处于不同发展阶段国家存在的条件收敛（conditional convergence）（萨拉伊马丁，

1996）；Kformation 为资本形成总额占 GDP 的比例，作为物质资本的代理变量；Education 为教育，作为人力资本的代理变量；Equality 为平等程度。之所以选择这些解释变量有以下三个原因。

（1）我们的基本模型是建立在理论分析基础上的。一些在标准增长模型中常被用到的控制变量，如人口增长率、政府支出（常被作为"政府稳定性"的代理变量）等，"可能是模型的内生变量"（佩罗蒂，1996，第 159 页），因此，并未被包括在模型中。

（2）我们要尽可能保持与现有文献的可比性。为了衡量不平等造成的影响，对经典回归模型做尽可能少的变动是很重要的。

（3）出于简化模型的需要。的确，在实证研究中，测量平等程度最好的指标是财富分配（wealth distribution），而不是收入分配（income distribution），但是，在我们研究的国家和时间跨度上，关于财富分配的数据并不全。因此，在第一个包括 59 个国家（地区）的样本（样本 I）中，我们选择了收入分配作为平等程度的代理变量。

为了方便起见，在样本 I 中，对平等程度的衡量主要使用了第 3/5 和第 4/5 分位的加总收入份额。佩罗蒂（1996）简要列出了这种测量方法的一些优点，例如"它刻画了'中产阶级'的概念，而这一阶级的规模通常是与平等程度相联系的"（第 154 页）。加总 3/5 及 4/5 分位的收入份额，也能减少回归对测量误差的敏感性。佩罗蒂（1996）还指出，使用收入分配代替财产分配"不太可能成为一个严重的问题，因为在截面数据中，这两种分配的形状是同时变化的，不同的测量方式，如收入五分位数、五分位最顶层与最底层的比例，或基尼系数等，通常都是高度相关的"（第 154 页）。

不过，佩罗蒂（1996）所提出的观点并不是无懈可击的。首先，我们需要考虑，用中产阶级的收入作为平等程度的代理变量是否正确。

中产阶级获得利益有可能是以牺牲最贫困群体，而非最富裕群体为代价的，中产阶级收入的增加甚至可能是由于贫富差距增大而非减小了。

而且，"收入"和"财产"在本质上是两个不同的概念：收入是每年从家庭中流过的一个流量概念；而财产则是家庭内积累的存量概念，是诸如住房、金融股票等可以作为抵押品来生成收入流量的。据我们所知，似乎并没有充分的证据表明，"在截面数据中，这两种分配的形状是同时变化的"。相反，收入往往可能比财产更容易波动。比如，一个非常富裕的人某一年可能因为投资股票失败造成收入的大幅减少，此时若用收入来衡量，他这一年就是一个很穷的人，但若以财产来衡量，他依然是一个百万富翁。因此，财富或财产是一个比收入更稳定，并且更准确的测量指标。

使用收入代替财富来衡量经济效益，可能会导致巨大的错误。比如，在一项关于美国黑人家庭和白人家庭的对比研究中，奥利弗和夏皮罗（Oliver & Shapiro，1995）发现，"当使用财富，而不是收入来进行测量时，'过去三十年黑人家庭和白人家庭差距在缩小'的观点是站不住脚的，显著的不平等仍然存在，并且可能还在增长"。

因此，在谈及平等问题时，不应仅仅考虑"收入"，还应该考虑"财产"的问题。这两个概念之间的差别应该被严肃而充分地对待，因为如何测量不平等程度将会影响到对不平等后果的分析，进而影响政策制定者的决策和选择。当一个人一无所有时，要创造财富是很难的，除非社会福利体系做出重大的改变，这种不平等注定要持续下去，并造成贫困陷阱。很可惜的是，很大部分消除贫困的政策是通过食品、福利、收入补贴等短期补助来将贫困家庭的收入提升至贫困线以上，而不是想办法为低收入者积累财产创造便利条件；如果政府在一年之后取消了这些福利项目，贫困又会再次降临。反之，如果政策更多地致力于在家庭获取财产的渠道上进行努力，而不仅仅是关注收入分配，这些家庭对于外生冲击的敏感度就会降低。考虑到以上问题，在我们第二个包含 44 个国家的样本（样本Ⅱ）中，采用了财产，而不是收入作为指标，检验不平等与增长之间的关系。不过，由于数据的有限性，我们不得不剔除一些样本观测值。

我们对各变量系数的"预期"符号如下：①当使用收入五分位作为平等程度的代理变量时，Equality 的估计系数符号为正；当使用土地基尼系数作为不平等程度的代理变量时，Land-Gini 的估计系数符号会为负。这与理论假设是一致的：最初的平等有利于未来的经济增长，而最初的不平等对经济增长是有害的；② Education 的预期估计系数符号为正，因为人力资本对经济增长有促进作用；③ Kformation 的预期估计系数符号为正，因为投资总是经济生产和增长的引擎；④ GDP 的预期估计系数符号为负，因为初期落后的经济体会有更大的后续增长潜力，且增速会逐渐放缓，直到收敛到均衡水平。

第三节　数据

自 20 世纪 90 年代中期以来已有大量的文献使用定量方法来探究初始的平等程度与后续经济增长之间的关系。然而，据我们所知，大部分有影响力的研究使用的都是从 1965 年到 1985 年，或到 1990 年的数据。在本研究中，我们将时间跨度扩展至 40 年，即从 1960 年到 1999 年。由于在长期中，经济对短期冲击的敏感度会低一些，所以，我们希望能够通过扩展时间跨度，更清晰地揭示平等—增长之间的关系。

在样本Ⅰ中，我们使用收入分配作为平等程度的代理变量。表 B1

的数据显示的是 59 个国家（地区）收入处于 3/5 和 4/5 分位人群的收入份额的加总。我们直接引用了佩罗蒂（1996）的数据。我们尽可能地采用接近初始年份 1960 年的观测值。GDP 平均增长率的数据也来自这一年。对于样本 II，我们将 44 个国家 1960—1970 年土地基尼系数列在表 B2 中。数据引自戴宁格尔和奥林图（Deininger & Olinto，2000）。

表 B1　样本 I：收入分配的平等程度

国家（地区）	收入分配	国家（地区）	收入分配
阿根廷	0.33	肯尼亚	0.22
澳大利亚	0.41	韩国	0.41
匈牙利	0.41	马拉维	0.32
孟加拉国	0.38	马来西亚	0.29
巴巴多斯	0.37	墨西哥	0.31
贝宁	0.33	荷兰	0.39
博茨瓦纳	0.33	新西兰	0.39
巴西	0.30	尼日尔	0.39
加拿大	0.41	挪威	0.40
智利	0.31	巴基斯坦	0.37
哥伦比亚	0.31	巴拿马	0.32
刚果	0.29	秘鲁	0.30
哥斯达黎加	0.28	菲律宾	0.31
丹麦	0.42	塞内加尔	0.26
多米尼加	0.32	塞拉利昂	0.30
厄瓜多尔	0.23	南非	0.36
萨尔瓦多	0.27	西班牙	0.38
芬兰	0.40	斯里兰卡	0.34
法国	0.35	瑞典	0.42
希腊	0.37	瑞士	0.42
洪都拉斯	0.25	泰国	0.29
中国香港	0.35	多哥	0.40
印度	0.35	突尼斯	0.34
伊朗	0.30	土耳其	0.30
爱尔兰	0.40	英国	0.40
以色列	0.40	美国	0.41
意大利	0.38	乌拉圭	0.38
牙买加	0.30	委内瑞拉	0.31
日本	0.39	赞比亚	0.29
		津巴布韦	0.24

数据来源：佩罗蒂，1996。
注：收入分配的衡量指标是 3/5 和 4/5 分位人群的收入份额之和。

表 B2　样本 II：土地分配的平等程度

国家	土地分配	国家	土地分配
阿根廷	0.856 2	牙买加	0.802 9
澳大利亚	0.853 1	日本	0.432
匈牙利	0.688 1	肯尼亚	0.749 5
孟加拉国	0.418 7	韩国	0.338 5
巴西	0.841	马来西亚	0.640 1
加拿大	0.551 5	墨西哥	0.606 6
智利	0.500 1	荷兰	0.504 6
哥伦比亚	0.829 3	挪威	0.391 4
哥斯达黎加	0.806 3	巴基斯坦	0.555 9
塞浦路斯	0.620	巴拿马	0.804
丹麦	0.430 2	秘鲁	0.923
厄瓜多尔	0.839 9	菲律宾	0.560
芬兰	0.494 2	塞内加尔	0.492 7
法国	0.544	瑞典	0.456 4
希腊	0.454 3	泰国	0.425 5
洪都拉斯	0.765	突尼斯	0.645 6
印度	0.614 2	土耳其	0.594 5
伊朗	0.623	美国	0.731
以色列	0.800 5	乌拉圭	0.813
意大利	0.743	委内瑞拉	0.917

数据来源：戴宁格尔和奥林图，2000。
注：土地分配平等程度的衡量指标是土地分配的基尼系数。

　　为了强调人力资本对于经济增长的重要意义，我们主要关注了学校教育的普及情况。我们用"入学率"作为其代理变量。其余变量是在相关文献中普遍采用的。表 B3 和表 B4 分别提供这些变量的解释和描述性统计。表 B5 和表 B6 分别提供这些变量的相关系数。

表 B3　变量描述与数据来源

变量	描述	数据来源
Growth	人均 GDP 增长，1960—1999 年	由世界发展指数（World Development Index，WDI）计算得出
GDP	1960 年人均 GDP	WDI
Kformation	总资本形成占 GDP 比率	WDI
Primary	1960 年小学入学率	WDI
Secondary	1960 年中学入学率	WDI

139

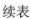

续表

变量	描述	数据来源
Income-Share	3/5 和 4/5 分位收入份额之和，1960 年左右	佩罗蒂，1996
Land-Gini	1960—1970 年土地分配基尼系数	戴宁格尔和奥林图，2000
Africa	撒哈拉以南的非洲地区国家虚拟变量	
Asia	亚洲国家虚拟变量	
LA	拉丁美洲国家虚拟变量	

表 B4　描述性统计

	变量	均值	标准差	最小值	最大值
样本 I	Growth	0.020	0.016	−0.017	0.063
N=59	GDP	4.215	5.239	0.098	26.245
	Kformation	0.219	0.045	0.098	0.320
	Primary	0.861	0.266	0.080	1.390
	Secondary	0.297	0.230	0.010	0.860
	Income-Share	0.342	0.054	0.220	0.420
	Africa	0.220	0.418	0	1
	Asia	0.203	0.406	0	1
	LA	0.271	0.448	0	1
样本 II	Growth	0.021	0.013	−0.007	0.060
N=44	GDP	5.193	5.690	0.181	26.245
	Kformation	0.227	0.039	0.124	0.320
	Primary	0.912	0.210	0.335	1.390
	Secondary	0.354	0.227	0.030	0.860
	Land-Gini	0.657	0.161	0.339	0.923
	Africa	0.068	0.255	0	1
	Asia	0.250	0.438	0	1
	LA	0.295	0.462	0	1

表 B5 皮尔森相关系数矩阵：样本 I（$N = 59$）

	Growth	GDP	Kformation	Primary	Secondary	Income	Africa	Asia	LA
Growth	1.000								
GDP	0.133 0.314	1.000							
Kformation	0.570 <0.000 1	0.254 0.052	1.000						
Primary	0.445 0.000	0.477 0.000	0.506 <0.000 1	1.000					
Secondary	0.314 0.016	0.735 <0.000 1	0.351 0.006	0.643 <0.000 1	1.000				
Income	0.321 0.013	0.658 <0.000 1	0.167 0.207	0.262 0.045	0.664 <0.000 1	1.000			
Africa	-0.366 0.004	-0.370 0.004	-0.323 0.013	-0.635 <0.000 1	-0.570 <0.000 1	-0.290 0.026	1.000		
Asia	0.315 0.015	-0.256 0.050	0.220 0.093	-0.124 0.351	-0.086 0.519	-0.022 0.867	-0.269 0.040	1.000	
LA	-0.188 0.155	-0.258 0.049	-0.106 0.423	0.211 0.109	-0.166 0.209	-0.418 0.001	-0.324 0.012	-0.308 0.018	1.000

公共部门就业对健康的影响

表 B6　皮尔森相关系数矩阵：样本 II（N = 44）

	Growth	Land-Gini	GDP	Kformation	Primary	Secondary	Africa	Asia	LA
Growth									
Land-Gini	-0.454	1.000							
	0.002								
GDP	0.068	-0.238	1.000						
	0.661	0.120							
Kformation	0.515	-0.233	0.225	1.000					
	0.000	0.128	0.143						
Primary	0.313	0.143	0.488	0.439	1.000				
	0.039	0.353	0.001	0.003					
Secondary	0.261	-0.194	0.703	0.336	0.607	1.000			
	0.087	0.208	<0.0001	0.026	<0.0001				
Africa	-0.159	-0.048	-0.224	-0.226	-0.482	-0.339	1.000		
	0.303	0.757	0.145	0.141	0.001	0.025			
Asia	0.299	-0.453	-0.384	0.139	-0.358	-0.242	-0.156	1.000	
	0.049	0.002	0.010	0.367	0.017	0.114	0.311		
LA	-0.432	0.651	-0.361	-0.208	0.050	-0.373	-0.175	-0.374	1.000
	0.003	<0.001	0.016	0.175	0.748	0.013	0.255	0.012	

142

第四节　结果

一、异方差

我们的数据包括了发达国家和发展中国家。以我们相对较小的样本规模而言，巨大的方差提示可能存在异方差问题。因此，在回归前我们对异方差进行了检验。首先，我们将样本按照 1960 年人均 GDP 排序，平均分成了两个同样大小的组；戈德菲尔德 - 匡特（Goldfeld-Quant）检验显示，异方差确实存在。不过，我们发现，F 值非常接近临界值，这与我们预期存在较大异方差不太相符。随后，我们按照新的标准重新进行分组：一组中的所有国家在 1960 年左右的人均 GDP 大于 5 000 美元，另一组的人均 GDP 则小于 5 000 美元。通过这种分组，我们在两个样本中均发现了显著的异方差问题。接下来，我们采用了怀特修正法（White Washing）来处理异方差问题，用怀特异方差性协方差矩阵（White's heteroscedasticity covariance matrix）来估计 t 统计量。下一部分的所有回归结果均为期望最小二乘法（Expected Generalized Least Squares，EGLS）估计值。

二、回归

回归过程主要包括四个步骤：①为了尽可能地分离出平等的影响，对两个样本，我们都从最简单的，基于主流理论的模型设定出发；②我们将收入分配或土地分配变量分别代入两个回归模型中，以测量不平等如何影响经济增长；③用中学入学率（secondary）作为人力资本的代理变量，并将之与小学入学比率（primary）作比较；④在原始模型中加入各"大洲"虚拟变量。

（一）样本 I

基于样本 I 的回归结果显示在表 B7 中。我们用收入分配作为平等程度的代理变量。模型（1）和模型（2）是基于传统增长理论建立的。回归因变量是 1960 年至 1999 年的平均增长率。自变量则包括 1960 年的 GDP 和人均 GDP；模型（1）采用中学入学率（Secondary）、模型（2）采用小学入学率（Primary）作为教育的代理变量，分别反映了 1960 年中学和小学的入学率；Kformation 为资本形成总额占 GDP 的比重。

回归结果显示，除了人力资本变量之外（包括小学入学率和中学入学率），其余每个自变量系数符号均与预期相符，且都在 5% 的水平上显著。由于人力资本变量是不能被忽略不计的，我们的结果显然意味着很可能存在模型设定偏差的情况。漏掉重要的解释变量可能是导致偏误的原因。因此，这凸显了需要在传统的增长模型中加入收入份额这个自变量的重要性。

样本 I 中的模型（3）和模型（4）加入了 1960 年（或 1960 年左右）的 3/5 及 4/5 分位人群的收入份额之和作为平等程度的代理变量。模型（3）和模型（4）唯一的差别在于，出于与已有文献可比性的考虑，模型（3）使用了中学入学率作为教育的代理变量。该模型的决定系数（R^2）约为 0.43。与第二部分中提到的理论相符，收入分配对经济增长的影响的点估计量是非常大的：收入份额每增加一个标准差，人均 GDP 增长率上升约 0.6%（0.111 × 0.054），超过了经济增长变量标准差（0.016）的 1/3。这一结果与佩罗蒂（1996）、佩森和塔伯里尼（1994）等的研究结果相符。

表B7 不平等对健康的影响：样本 I （N=59）

	预期符号	(1)	(2)	(3)	(4)	(5)
GDP	−	−0.000 64 **	−0.000 34	−0.001 06 ***	−0.001 27 ***	−0.001 34 ***
		(−2.212 64)	(−1.292 87)	(−4.026 06)	(−4.371)	(−4.76 606)
Kformation	+	0.185 41 ***	0.164 83 ***	0.0.195 14 ***	0.159 53 ***	0.137 37 **
		(3.656 857)	(2.807 402)	(4.037 622)	(2.932)	(2.166 893)
Primary	+		0.015 81		0.018 03 **	0.020 16 *
			(0.269 278)		(2.021)	(1.937 87)
Secondary	+	0.019 67		0.008 81		
		(0.387 953)		(0.764 479)		
Income-Share	+			0.110 51 ***	0.130 46 ***	0.091 87 **
				(2.395 387)	(3.548)	(2.337 82)
Africa	−					−0.006 61
						(−1.047 36)
Asia	+					0.001 96
						(0.412 591)
LA	−					−0.008 69 **
						(−2.034 88)
截距项		−0.023 92 ***	−0.028 42 ***	−0.058 89 ***	−0.006 992 ***	0.048 42 **
		(−2.793 37)	(−3.489 03)	(−3.899 96)	(−5.635)	(−2.474 67)
R^2		0.359 6	0.367 4	0.427 6	0.476 0	0.523 7

数据来源：见表B3。

注：样本的选择受到数据存在与否的限制。括号内为 t-统计量。*** 显著性1%，** 显著性5%，* 显著性10%。

145

　　然而，值得注意的是，人力资本的代理变量中学入学率的系数依然是不显著的，这与直觉相悖。通过检查皮尔森（Pearsson）相关系数矩阵（见表 B5），我们发现，收入份额与中学入学率之间高度相关——相关系数接近 0.7，且在统计上显著；相反，收入份额与小学入学率的相关系数则比较小（低于 0.3），而且统计上不显著。我们还发现，以前的文献 [阿勒希纳和罗德里克（1994）；克拉克（Clarke，1993）] 甚至用中学入学率作为收入分配的工具变量。这说明，用中学入学率来反映人力资本的情况可能是不合适的，会造成不必要的混淆。

　　因此，我们转而使用小学入学率作为人力资本的代理变量。这在已有文献中也被多次使用过。通过这一改变，我们希望能够分别显示出人力资本及初始不平等程度各自对经济增长的影响。这并不是说中学入学率不重要；不选择它是因为它与平等程度高度相关，且它和收入份额对增长的影响会相互混淆。相较之下，小学入学率与其他解释变量的相关性更小一些。

　　基于以上原因，我们设定了模型(4)。结果显示，模型拟合优度较高，R^2 达到 0.476，是目前已有模型中最高的；所有系数均与预期相符，其中收入份额的影响程度也提高了：收入增加一个标准差会使得人均 GDP 增长率上升 0.7%（0.131×0.054），接近经济增长标准差的一半，这是因为它现在还包含了之前被中学入学率吸纳的那部分影响。另外，人力资本第一次得到了显著的结果，说明在这种情况下，我们使用小学入学率代替中学入学率可能是正确的。

　　最后，在模型(5)，我们加入了亚洲、拉丁美洲和非洲的虚拟变量，回归结果与预期相符：拉丁美洲和非洲国家增速低于平均水平，亚洲国家则高于平均水平。直观上看，东亚和东南亚国家有相对较高的增长率和较高的平等程度，而拉丁美洲和非洲国家则有较低的增长率和较低的平等程度。我们注意到，收入份额的系数下降了约 30%。对此，我们的解释是，在加入哑变量前，各大洲之间不对称的平等程度仅由收入份额一个变量解释；当加入"大洲"的哑变量以后，不平等程度的消极影响就找到了另一个渠道去表达。

（二）样本 II

在样本 II 中，我们使用了土地分配作为平等程度的代理变量。尽管这一改变使我们失去了 14 个观测值，但鉴于之前的分析，即财产／财富分配很可能是一个比收入分配更好的代理变量。我们仍希望能以此得到一个更强健的、反映平等与增长关系的证据。

回归的过程与结论都和样本 I 相似：如表 B8 显示，表现较好的依然是模型（4）：R^2 为 0.4945，且所有估计系数的符号均与预期相符。土地基尼系数的确对经济增长产生了显著的影响：土地基尼系数增加一个标准差会让经济增长下降约 0.68%（−0.043 × 0.161），超过了变量经济增长标准差的一半（0.013）。因此，我们有理由相信，初始的不平等与后续的经济增长之间有较强的负向关系，见表 B8。

值得一提的是，在样本 II 中，中学入学率变量的表现比在样本 I 中好。对此，我们的解释是，小学教育通常是强制性的，而且对一个国家的经济水平不太敏感；但是中学及更高等的受教育比率就与国家的经济水平高度相关了——贫穷国家的人不得不在接受高等教育、工作和家务劳动之间进行选择。国家越贫穷，人们就越有可能选择工作而不是继续上学，因为接受中等教育的机会成本较高。这正是为什么中学入学率会与不平等或贫穷程度等变量高度相关的原因，这也是为什么在样本 I 中不宜使用它作为人力资本的代理变量的原因。但对发达国家而言，这种为了尽快获得收入而"牺牲"高等教育的情况是不必要的，二者的替代效应较弱。由于在样本 II 中，大部分丢失的观测值均来自发展中国家，这意味着样本Ⅱ反映了更"发达"的经济体的情况，因此中学入学率与经济增长之间的相关性降低了。

在对照皮尔森相关系数矩阵（表 B6）的基础上，我们也对初步结论进行了一些修正，土地基尼系数与中学入学率的相关系数的绝对值下降到 0.2，并且仅在 10% 的水平上显著，这与土地基尼系数同小学入学率之间的相关系数非常接近，可忽略不计。因此，样本Ⅱ中，中学入学率和不平等程度对增长的影响不再像在样本Ⅰ中那样混淆在一起，我们能够从中获取更多关于人力资本如何影响经济增长的信息。

表 B8 不平等对健康的影响：样本 II（N=44）

	预期符号	(1)	(2)	(3)	(4)	(5)
GDP	−	−0.000 5 *	−0.000 3	−0.000 7 ***	−0.000 8 ***	−0.001 1 ***
		(−1.774 9)	(−0.933 6)	(−2.697 2)	(−2.610 4)	(−4.291 3)
Kformation	+	0.160 5 ***	0.157 4 ***	0.136 1 ***	0.093 4 **	0.089 2 *
		(3.380 0)	(3.063 3)	(3.116 1)	(2.026 4)	(1.954 9)
Primary	+		0.010 2		0.026 4 **	0.025 6
			(0.882 3)		(2.063 1)	(1.596 9)
Secondary	+	0.014 6 *		0.014 9 *		
		(1.737 2)		(1.982 1)		
Land-Gini	−			−0.030 8 ***	−0.042 8 ***	−0.029 5 **
				(−2.686 0)	(−3.541 2)	(−2.368 5)
Africa	−					−0.005 9 *
						(−1.819 5)
Asia	+					−0.003 4
						(−0.664 4)
LA	−					−0.011 3 ***
						(−3.047 5)
截距项		−0.017 8 **	−0.022 4 **	0.008 8	0.007 9	0.007 5
		(−2.123 9)	(−2.197 9)	(0.647 5)	(0.627 3)	(0.616 4)
R^2		0.298 1	0.285 3	0.429 1	0.494 5	0.556 1

数据来源：见表 B3。

注：样本的选择受到数据存在与否的限制。括号内为 t-统计量。*** 显著性 1%，** 显著性 5%，* 显著性 10%。

三、测量误差

与其他经常出现在增长方程中的变量相比，"收入分配"变量的数据常常引发质疑。测量误差在贫穷国家数据中更容易出现，因为"收入分配测量的准确性很可能是随 GDP 的增加而增加的"（佩罗蒂，1996）。收入五分位的数据通常来自家庭调查，这意味着相当大的测量误差很可能由于以下原因而出现：

第一，随机分布误差可能是真实存在的一个问题。不过幸运的是，随机测量误差只会使得收入分配变量的系数被低估。这意味着，如果不存在任何测量误差的话，收入分配对增长的影响还会更大，从而更能支持我们的观点。因此，尽管要找到一个合适的工具变量不太可能，但我们并不需要过于关心它。更为重要的是下面的两个问题。

第二，对家庭内部不平等衡量的缺失。由于几乎所有调查数据都是家庭层面而非个体层面的，因此，家庭内部是什么情况不得而知。如果考虑到性别差异，那么这个问题有可能变得更严重。

第三，漏报。这又分为以下几种情况：

（1）故意漏报。人们经常都倾向于低报他们的收入。直觉上看，高收入者因为害怕会被征税，或未能充分按市场价值准确汇报金融财产，而低收入者则可能因为希望政府能为他们提供更多补助而低报收入。

（2）样本选择性偏差。政府提供使用的调查资源通常是有限的，收集数据的人也可能并不想真正去到偏远地区，这往往让研究的结果只适用于特定样本。

（3）对低收入者而言，由于他们很大程度上是依靠非市场行为生存的，比如自己种植粮食，因此很容易出现漏报的情况。尽管，理论上来说，调查问卷应该是要处理这些遗漏问题的，但实际中很难避免，因为人们很可能并未把这些被遗漏的项目视作消费或开销。另外，调查人员也可能不会仔细去甄选。

（4）城乡流动人口。孟（Meng，2000）发现，上海外来农民工平均收入仅占城市居民平均收入的 56% ～ 64%。由于外来农民工家庭可能未被包含进调查中，这意味着，不平等程度可能被低估。

漏报问题的存在，直接导致了来自入户调查的收入数据与国民收入核算数据之间的差异；前者往往是小于后者的。如果漏报的比率是稳定不变的，这种差异就不会成为一个大问题。但不幸的是，我们并不能做出这种假设。伯伊斯（1993）指出，入户调查的收入数据与国民收入核算数据之间的比例从来不是恒定不变的，原因有两个：一是漏报程度会随时间而变化。以孟加拉国 20 世纪 80 年代的数据为例，其国民收入核算的消费额在这一时期以每年 0.5% ～ 1% 的速度增加，但孟加拉国统计局的入户调查数据则显示，消费的年增长幅度为 10%。当然，这么大的差异并不常见。二是漏报程度可能会随收入 / 消费者的阶级而变化。假设国民收入核算是准确的，当入户调查的收入与国民核算收入之比为 0.7 时，很有可能意味着这一比例对于高收入者群体是 0.6，对于中等收入群体是 0.8，对于低收入群体是 0.5。这是因为，高收入者可能更有动机隐瞒收入，而低收入者则会漏报自给自足的生活必需品。

简而言之，在不平等程度的统计上，漏报程度会随着时间和阶级变化。因此，即便知道存在低估，你也无法进行任何修正（比如任意选择一个乘数来调整微观调查的收入数据）。伯伊斯（1993，第 53 页）认为，"任何基于调查得到的数据分布趋势都是经不起推敲的，因为结果对于各种前提假设非常敏感"。绘制洛伦兹曲线（Lorence Curve）及计算基尼系数也可能存在较大问题，而基于此所做出的对不平等的估计也是不准确的。最后，这两种来自时间和阶级的差异也可能同时出现，比如，某一年高收入者的漏报程度比低收入者高，而另一年可能低收入者漏报程度就会比高收入者高。在对菲律宾的一些研究中，漏报程度或偏误方向一点小小的改变就会导致截然相反的关于不平等、贫穷趋势的结论。

第五节　总结、讨论与研究展望

基于实证观察，库兹涅茨假说总结了一条经济发展的"必经之路"：在发展进程中，国家会先经历经济增长与不平等，随着 GDP 的不断增加，不平等程度会逐渐减轻。库兹涅茨的理论提供了两个"系统性"解释：①经济结构的转变使得更多人从农村转移到不平等程度较低的城市，占主导地位的农村内部不平等将被程度较轻的城市内部不平等取代；②从政治经济学视角来看，经济增长会带动社会福利的发展。库兹涅茨假说将人们陷入贫困和不平等解释为只是经历的一个阶段，这本质上只是一种安慰剂式的说法，即政府可以继续保持现在的经济发展政策，因为不平等最终总是会消失的。然而，这两种解释存在很多问题：首先，当内部不平等从农村向城市转移时，农村和城市之间的差距是会增加的；其次，"经济增长能自动带来平等"的说法也是缺乏证据的，库兹涅茨的观点或许能解释西欧国家的崛起，但并不意味着在所有国家都适用。

为了探究为什么不同国家会有不同的经济增速、不平等又在这一进程中扮演什么样的角色，这一部分针对两个包含发达及欠发达国家的样本进行研究。虽然对于这个古老的问题要得到一个简单的解释是不可能的，但我们运用包含几个影响因素的精简模型找到了一些思路。在传统增长理论的基础上，我们将初始的收入分配以及初始人均GDP、人力资本和有形资本均作为解释变量加入方程中；接下来我们运用来自多国"二战"后的两个跨度较广的横截面数据进行了实证研究。结果支持了我们对模型的预测：研究发现，经济增长除了很大程度上取决于资本积累和人力资本投入以外，初始的收入和财富的不平等也会对经济增长造成很大影响。具体来说，收入平等程度与后续的经济发展之间存在很强的正向关系；换句话说，不平等程度与后续经济发展之间存在较强的负向关系。

　　类似的结果也在其他基于横截面数据的研究中得到过验证，但他们的研究大都是针对 1960—1985 年这段时期的。利用更新的数据，我们把研究的时间扩展至 1999 年。弗里曼（Freeman，1994）认为，收入—增长之间"倒 U 形"的关系可能不再适用于发达工业化国家，因为自20 世纪 80 年代以后，这些国家的工资结构发生了很大变动。但我们的研究结果显示，即使把时间扩展至 90 年代后期，"倒 U 形"的关系也还是在发达国家存在的。

　　最后应予以说明的是，我们的实证研究受到一些技术性的限制。第一，我们希望能够找到一种更全面的、能够衡量更多国家财产和财富的方法，以保证结论的稳健性。第二，研究列出了一系列不平等程度对经济增长造成负面影响的可能途径，但并没有明确讨论各种渠道各自重要性的权重；这项工作对微观及宏观经济研究都是非常重要的。第三，我们在研究中使用入学率作为人力资本的代理变量，然而必须承认，这一变量并不能较好地反映学校教学的"质量"。其他一些变量，如师生人数比率、政府教育支出等，也是值得考虑的代理变量。此外，也有人认为，入学率也并不能很好地反映受教育的"数量"，因为"入学率"与"结业率"不同。基于这种考虑，一些文献如佩罗蒂（1996）选用"平均受教育程度"作为代理变量。在未来的研究中，这些技术上的限制可以通过新的方法、新的数据，并进一步加以解决。

附录 C: 私营医疗体制与健康：以美国医疗制度和医改为例 [①]

美国医疗体系的主要的特点是：医疗费用高、医保覆盖低、健康指标差。这与其经济第一大国的地位相悖。其问题的根源在于美国独特的由雇主为雇员提供商业医保——而非由政府向全民提供公共医保的医疗体制。这种区别于所有其他发达国家的制度之所以在美国得以巩固和发展，是因为它满足了美国各资本势力（包括大雇主、商业保险公司、医院、医生、医药公司等）的利益诉求，而且，这些资本势力具有异常强大的政治经济力量，足以使过去近一百年来美国工人组织推动的、为实现政府全民医保而进行的数次政治努力皆归于失败。虽然奥巴马医改在理论上接近了全民医保，但由于它并不改变美国医疗体系的逐利机制、不触动既有利益格局，导致美国已然庞大的医疗费用在奥巴马医改后继续攀升。美国的教训对走在十字路口的中国医改具有警示作用。

第一节　引言

由美国著名进步导演迈克·摩尔（Michael Moore）拍摄的《医疗内幕》（Sicko）于 2007 年公映。这部纪录片向公众展现了美国不

[①] 本部分的主要内容发表于《政治经济评论》，2016 年第 7 卷第 1 期。

同于其他国家的、市场化的医疗体制为美国普通民众带来的巨大灾难：大批美国人由于没有医疗保险而不得不忍受病痛，或因医院开出的巨额账单而濒临破产，商业保险公司从利润出发、竭尽全力拒绝为投保人支付医疗费用。片中所反映的美国医疗体制的不民主成为政党推行医疗改革的有力武器（Sack，2007）。美国总统奥巴马在其作为总统候选人参加竞选时，承诺将把医疗改革作为其当选后的施政重点，领导美国实现人人都有医保（Tone，2007）。实际上，美国历史上不乏为实现全民医保而进行的政治上的尝试，但最终都归于失败。虽然2014年正式启动的"奥巴马医改"标志着美国朝着实现全民医保的目标迈出了实质性的一步，但近两年过去，美国政府和民众在医疗上的庞大经济负担不降反升。

本文从政治、经济视角解释美国差强人意的医疗体制为何在美国，而不是其他国家得以产生和延续。本文认为，美国独特的医疗模式满足了大雇主、商业保险公司、医院、医生、医药公司等利益集团的诉求，而这些利益集团异常强大的游说能力有效地瓦解了过去近百年来工人组织推动的，旨在改变既有医疗模式的所有努力。"奥巴马医改"虽然在理论上接近实现全民医保，但由于它并没有从根本上改变美国医疗体制以市场为基础、以利润为导向、为利益集团所控制的局面，无法遏制美国已经异常庞大的医疗支出继续攀升。中国凭借政治体制的优势，在自2003年后的几年间迅速实现了政府全民医保，但目前也面临政府和个人医疗支出持续上升的压力。美国医疗体制和医改的教训对中国医改具有重要的警示作用。

第二节　美国差强人意的医疗绩效

　　虽然美国是世界上经济实力最强的国家，但其医疗体系的效率在所有西方发达国家中垫底，甚至比许多发展中国家都要差。概括起来，美国医疗体系的特点表现为医疗花费高、医保覆盖低、健康指标差。如图 C1 所示，美国医疗花费远远高于其他发达国家：2013 年，美国总医疗支出达到 GDP 的 17.1%，是实行公费医疗的西班牙和英国的近两倍；其人均医疗支出高达 9 145.8 美元，是西班牙和英国的三倍。

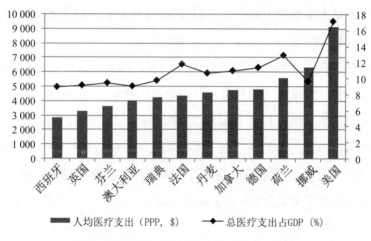

图 C1　发达国家人均医疗支出，2013 年（PPP, $）

数据来源：世界银行，2015.Health, Nutrition and Population Statistics. http://databank.worldbank.org/data/reports.aspx?source=health-nutrition-and-population-statistics&Type=TABLE.

　　然而，高投入并未转化为高产出。虽然耗费了巨额的医疗费用，但美国的医疗保险在覆盖广度和深度上都差强人意，未能如所有其他发达国家以及不少发展中国家一样，为全体国民提供充足的医疗保障。就医保覆盖广度而言，截至 2015 年第一季度，即在号称要实现"人人都有医保"的"奥巴马医改"实施后的 15 个月，美国 18 岁以上成人中仍然有 11.9% 的人口没有医保；而这一数字在"奥巴马医改"实施前夜高达 18%（Levy，2015）。就医保覆盖深度而言，2003 年以来，美国保险不充足的人口（underinsured）比率翻了一番；截至 2014 年，美国 19 ～ 64 岁有保险的人中，约有 23%（即 3 100 万）的人口的保险是不充足的，而且这一数字并没有因为"奥巴马医改"而下降。对这些人而言，虽然他们有一些医疗保险，但仍然面对高额的起付线和自付部分，当疾病真正发生时，他们的经济状况仍会遭受巨大冲击。[①]医疗保险的匮乏，加之高昂的医疗价格，已使医疗债务超过信用卡和房贷债务成为美国个人破产的首要原因：2013 年，美国 60% 的个人破产源于巨额医疗费用（Lamotagne，2014）。

　　虽然医疗并不是决定健康的唯一因素，但美国医疗保障的欠缺已经严重损害了美国人民的健康。以最重要的健康指标——人均预期寿命和婴儿死亡率为例，目前美国人均预期寿命不到 79 岁，明显低于其他发达国家，与其高昂的医疗费用不相匹配（如图 C2 所示）。[②]其婴儿死亡率在所有发达国家中最高，甚至高于许多发展中国家，包括相当一些前社会主义国家（如图 C3 所示）。

[①] "保险不充足"的定义为，在过去一年中有保险，但是医疗费用自费部分超 10% 的家庭收入，或自费部分超过 5% 的家庭收入，并且家庭收入在 200% 的贫困线之下，或医疗保险的起付线超过 5% 的家庭收入。见科林斯（Collins，2015）。
[②] 注：美国和其他发达国家的人均预期寿命的差距在 1 ～ 3 岁；80 岁这一较高水平上应被视为显著的差异。

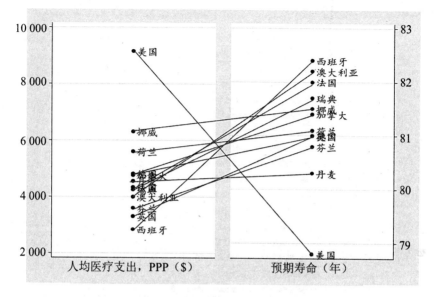

图 C2　发达国家人均预期寿命与人均医疗支出，2013 年

数据来源：世界银行，2015.Health, Nutrition and Population Statistics. http://databank.worldbank.org/data/reports.aspx?source=health-nutrition-and-population-statistics&Type=TABLE.

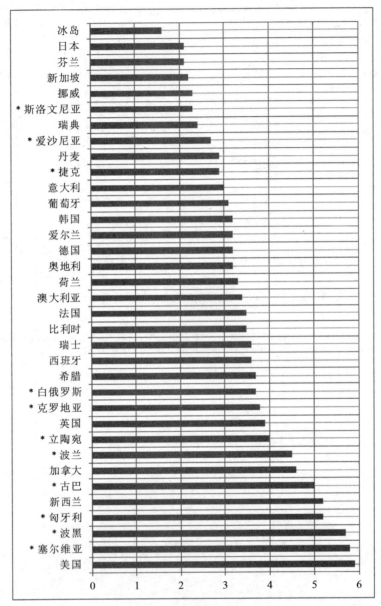

图 C3　发达国家和发展中国家婴儿死亡率，2013 年（‰）

数据来源：世界银行，2015.Health, Nutrition and Population Statistics. http://databank.worldbank.org/ data/reports.aspx?source=health-nutrition-and-population-statistics&Type=TABLE.

注：*代表前社会主义国家。

可见，在医疗体制的绩效上，美国充分彰显了其所谓的"美国例外主义"（American Exceptionalism）：一方面有着强大的经济实力，以及远超所有其他发达国家的人均医疗花费，而另一方面却长期存在大量人口没有医保或医保不足、健康指标甚至差于许多发展中国家。我们需要回答，美国的医疗体制效率为何如此之低？而美国又为什么会选择并坚持这种医疗体制呢？

第三节　政治经济博弈下 美国特殊医疗体制的形成

医疗体制按照筹资方式和服务提供方式，可以分为三种（见表C1）。[①] 一种是国家医疗服务模式（National Health Services），即通常所说的公费医疗，是由政府通过一般性税收举办公立医院来满足全体国民的医疗服务需求。第二种是社会医疗保险模式（Social Health Insurance），即政府或社会基金主办覆盖全体国民的非营利性医疗保险，并通过对雇主和雇员开征专门税收或收取保费来对公立和非营利医院进行支付。第三种则是美国的私人保险模式（Private Health Insurance），即由雇主为雇员购买商业医疗保险，作为公司提供的福利的一部分。在美国，政府的角色仅限定为给特定人群提供医疗保险，主要包括 65 岁以上的老人和部分穷人。

[①] 温特（Wendt）等（2009，第 76 页）总结了文献中对医疗体系的各种不同分类方法。这些分法大致相同，仅在细节上有一些差别。

表 C1　医疗模式的三种类型

医疗模式	医疗服务筹资	医疗服务提供	代表性国家/地区
公费医疗	一般性税收	公立医院	英国、西班牙、瑞典、巴西、古巴等
政府/社会医疗保险	政府或公共非营利性医疗保险	公立或非营利性私立医院	加拿大、法国、德国、中国台湾等
私人商业医疗保险	营利性商业医疗保险	非营利性私立医院为主、营利性私立医院为辅	美国

图 C4 显示了 2013 年奥巴马医改尚未实施时美国各种医疗保险的覆盖情况：48.2% 的人口通过雇主获得私人商业医疗保险，14.7% 的人口享受联邦政府为 65 岁以上老人提供的"老人保险"，15.6% 的人口享受联邦政府和州政府共同提供的"穷人保险"（Medicaid）；全美约有 13.4% 的人口处于无医保的状态。

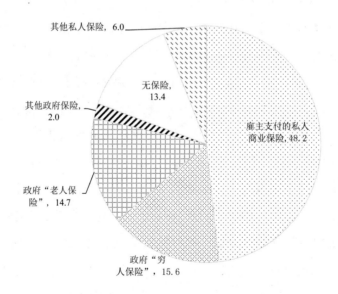

图 C4　2013 年美国医疗保险覆盖率（%）

数据来源：Kaiser Family Foundation 根据美国人口普查局 2014 年 3 月当期人口调查数据进行估算。
http://kff.org/other/state-indicator/total-population/.

美国模式与他国的国家医疗服务模式或社会医疗保险模式的根本区别在于医疗保障是否是由政府提供，以及是否人人享有（universal）。无论是国家医疗服务模式或社会医疗保险模式，全体国民，不分年龄、收入、工作，都可以享受由政府提供的医疗服务；而美国模式下，是否有工作、雇主是否给雇员购买医疗保险成为大多数人能否享受到医疗服务的决定因素。换言之，在美国，如果一个人没有工作，或者其雇主不为雇员购买医疗保险，那么他（她）很可能就没有任何医疗保险。美国高昂商业保险价格进一步加剧了这种可能性。

那么，为什么所有其他发达国家都是由政府或非营利机构为全体国民提供医疗保障，而唯独美国采取了由雇主为雇员购买营利性商业保险为主的模式呢？为什么美国政府除了为老人和部分穷人提供医保，要把大部分人口的医疗保障交由市场呢？是否如有些主流观点认为的，这是美国人民出于对政府的不信任，或出于不同于欧洲工业国家的价值观而做出的选择呢（Fuchs，1976）？下文将通过对历史的回顾，分析资本势力如何左右美国的医疗体制，以满足其内部各利益主体的利益诉求。在这些利益诉求面前，工人和普通民众的利益被牺牲了。

一、美国"由雇主提供商业医疗保险"特殊模式的确立

相对于由政府提供医疗保障，由雇主为雇员购买商业医疗保险的模式满足了雇主以及商业保险公司、医生、医院、医药公司等医疗产业利益主体的经济诉求。这些利益主体在美国异常强大的的经济和政治力量决定了"雇主＋商业保险"的模式在美国产生，并延续下来。

（一）由雇主为雇员——而非政府为全民——提供保险

美国由雇主提供医疗保险模式的形成与美国劳动关系的发展史联系紧密。"二战"期间，劳动力的短缺迫使企业竞相提高工资以吸引工人。为了稳定物价，美国政府于 1942 年颁布《稳定法案》（Stabilization Act），对工资增长加以限制，但允许企业通过提供更多福利（包括医疗福利）来吸引和留住工人。1945 年，战时劳工委员会（War Labor Board）规定雇主不可以在合同未到期前修改和取消雇员的集体医疗保险。另外，美国政府在 20 世纪四五十年代对雇主用于购买医疗保险的支出实施免税。这些措施都帮助美国确立了由雇主为雇员提供医疗保险这一模式（Thomasson，2002）。

而这一制度之所以得以巩固和延续，很大程度上在于它对于资方掌握劳资关系中的控制权具有战略意义。正如纳瓦罗（Navarro，1987）指出的，它成功地将工人阶级分化成若干个利益团体，让工人分散地与自己所在企业或行业的雇主就包括医疗保险在内的福利进行谈判。这直接打击了工人力量。第一，这一模式造成了工人内部的不平等：对谈判能力相对强大的行业或企业的工人来讲，可以获得一些体面的福利，但对于大量缺乏与资方势均力敌谈判力量的工人，则无法获得充足的医疗保险，或者根本无法获得医疗保险。第二，这一模式让工人的重心从为整个工人阶级争取全民医疗保障而斗争转移到为小团体利益而与个别资本家进行谈判。第三，由于部分工人可以从雇主获得一定的医疗福利，这降低了广大民众对于工人阶级争取政府医保的政治斗争的支持度与热情。此外，这种模式意味着医疗保险会随着工作的失去而失去，因此，雇员越来越不敢与雇主对抗或发生矛盾，雇主则凭此获得更高的谈判力量。

（二）商业——而不是非营利性——医疗保险

20 世纪 20 年代末、30 年代初，医院和医生开始分别通过他们的组织——美国医院联合会（American Hospital Association, AHA）和美国医药联合会（American Medical Association, AMA）——对潜在的病人资源进行争夺，并在竞争中先后建立了"蓝十字"（Blue Cross）和"蓝盾"（Blue Shield）医疗保险（托马森，2002）。这两项保险项目都受到了州政府的支持，得到了"非营利性"的免税身份。嗅到了商机的私人资本纷纷跟进。与非营利性保险对所有投保人收取同样保费的做法不同，商业保险公司运用精算原则进行差别定价：向健康的人——往往也是经济条件较好的人——收取相对低的保费，向不健康的人——往往也是经济条件较差的人——收取相对高的保费。由于相对低价，越来越多相对健康的投保人被吸引来，让商业保险公司在 40 年代得以蓬勃发展，并在 50 年代共和党执政期间迅速做大，成为反对政府全民医保制度建立的主要游说团体（Quadagno，2004a）。

二、美国历史上为实现政府全民医保所进行的努力及失败

虽然"雇主＋商业保险"的模式满足了雇主和医疗产业等各本势力的利益诉求，但这种模式对工人的利益造成损害。实际上，美国历史上工人阶级从未停止对政府全民医保模式的追求。见表 C2，美国近百年来不乏为了实现全民医保而进行的政治上的努力，尤其是在民主党执政时期；而每一次努力的背后都是劳工组织的积极推动。然而，雇主和医疗产业各资本方集结在一起，一次又一次成功地凭借其政治和经济上的强大力量阻止了政府全民医保在美国的实现。

表 C2　美国历史上为实现政府全民医疗保险所进行的政治努力

时间	发起人	提案	结果
1935	罗斯福	政府全民保险	失败
1945	杜鲁门	政府全民保险	失败
1965	约翰逊	政府为 65 岁以上老人、部分穷人提供保险	通过
1971	爱德华德·肯尼迪	政府全民保险	失败
1979	爱德华德·肯尼迪	政府保险与商业保险并存	失败
1993	希拉里	政府监管下医疗集团间竞争	失败
2010	奥巴马	强制购买商业保险	通过

（一）罗斯福

1935 年，美国经济仍处于经济大萧条的阴霾之下，作为其"新政"的重要组成部分，总统罗斯福签署了《社会保障法案》（Social Security Act），建立了养老保险制度，成为美国政府至今为止提供的最主要的社会福利。实际上，这份法案的发起者，来自纽约州的民主党参议员 Robert F. Wagner 在最初的提案中明确将医疗保险也包括在政府承担的社会保障之中 [查普曼和塔玛哥（Chapman & Talmadge，1970）]。但 Wagner 的提案立即招致代表医生利益的美国医药联合会的反对：他们担心政府医保会限制行医自由，尤其是从病人身上获得利润的自由 [圣昂哥 (St. Onge，2015)；（托马森，2002）]。美国医药联合会在其影响力巨大的医学期刊《美国医学联盟杂志》（*The Journal of the American Medical Association*，JAMA）上发表措辞激烈的社论，抨击政府医疗保险违背美国价值观，干涉医患间的民主关系，是父权主义的、反社会的，会增大雇主和公众的税收负担（JAMA，1935）。考虑到对整个《社会保障法案》通过可能造成的影响，罗斯福最终将与医疗保险有关的内容全部拿掉 [帕尔蒙（Palmer，1999）；考宁（Corning, 1969）]。

劳工组织没有停止对政府医疗保险的追求（Derickson，1994）。《社会保障法案》颁布后，美国劳工联合会（American Federation of Labor，AFL）决定继续在国会和各州推行政府医疗保险，为工薪阶层争取权益。1937 年，AFL 的一名组织者在威斯康星州推动政府为极低收入者提供医疗保险，但在美国医药联合会的反对下以失败告终。1939 年，在产业组织联合会（Congress of Industrial Organizations，CIO）、全美汽车工人联合会（United Automobile Workers，UAW) 等劳工组织的推动下，瓦格纳提案由联邦政府拨款在各州建立医疗保险，并留给各州很大的自主性。但在美国医药联合会的抵制下，罗斯福再次放弃。1943 年，AFL 重新起草了一份全民医保方案，由瓦格纳和另外两名议员共同发起，形成瓦格纳 - 穆里 - 迪格尔（Wagner-Murray-Dingell）提案。但历史又一次重演，美国医药联合会的巨大游说能力迫使罗斯福再次放弃政府全民医保。

（二）杜鲁门

1945 年，在劳工组织支持下上台的总统杜鲁门试图在罗斯福的基础上重新推行政府医疗保险。然而，当又一份瓦格纳 - 穆里 - 迪格尔提案被提交到国会，旋即又被扣上了"共产主义"、"社会主义医疗"（socialized medicine）的帽子。来自俄亥俄州的共和党参议员罗伯特·塔夫脱（Robert Taft）高调讨伐政府全民医保，在国会高喊"（这）就是社会主义"[摩来恩（Morone et al.，2008，第 105 页）]。

值得一提的是，塔夫脱是美国著名的反工运的政治人物。1947 年，他与另一位共和党人 Fred Hartley 共同发起的《塔夫脱 - 哈特莱法案》（Taft-Hartley Act），即《劳资关系法案》（Labor-Management Relations Act)，禁止了劳工之间联合起来进行声援的同情罢工（sympathy strike），从根本上压制了工人的力量，对美国今后几十年的劳资关系产生了深远的影响 [米里斯和布朗（Millis & Brown，1950）；（纳瓦罗，1987）]。更重要的是，该法案不但使工人失去了之前争取到的一些福利项目（包括一些医疗项目），而且大大提高了工会通过集体谈判与雇主争取医疗保险等福利的难度 [阿布拉罕（Abraham，1994，第 25 页）]。

塔夫脱对待政府医保的敌视态度与其对劳工的打压在本质上是一致的：阻止政府医疗保险的实行是为了尽可能地避免其可能给雇主带来的税收成本；与压制工人力量一样，都符合大雇主的经济利益。与之形成对比的是前文提到的纽约州参议员罗伯特·瓦格纳，除了多次推动政府医疗保险，瓦格纳于 1935 年成功推动了奠定美国劳工关系法律框架的《瓦格纳法》（Wagner Act），即《国家劳动关系法案》（National Labor Relations Act）。这部法律保证了工人组织工会，加入工会，以及通过工会进行集体谈判的权利。本质上，它是为维护，而非削弱资本主义制度的运行而在一定程度上进行的调和，是为了限制，而不是鼓励罢工的发生和影响 [迈克卡门（McCammon，1990）]；但是，它毕竟在客观上提高了工人的谈判力量。然而，《塔夫脱 - 哈特莱法案》的颁布大大削弱了工人和工会从《瓦格纳法案》中所获得的力量。

除了来自塔夫脱等代表雇主利益的共和党政客的反对外，美国医药联合会对杜鲁门全民医保的提案延续其一贯的反对态度，并依旧使用"赤化"的帽子进行攻击。他们引用列宁曾说过的话："社会主义医疗是通往社会主义国家的基石"来指责杜鲁门的国家医保将会导致生活各个方面的社会主义化 [瓦勒（Vale，2013）]。当然，无论是罗斯福还是杜鲁门都丝毫没有将美国改造成社会主义国家的意愿；恰恰相反，他们是美国资本主义制度和价值观的坚定维护者。但即便是这样，政府全民医保这一带有社会主义元素的制度在美国的政治经济结构下无法实现。

（三）约翰逊

共和党执政的 20 世纪 50 年代，政府全民医保的议题被搁置。《塔

夫脱 - 哈特莱法案》对工人的有效打击让一些工会领导认为短期内无法实现政府全民医保，一些行业工会（包括纺织、钢铁和采矿等行业）继而转向通过行业集体谈判去赢得医疗保险。换言之，在商业利益和政治保守力量的压制下，工人联合起来为全民争取医疗保障的努力退化降格为各个分散的工人利益团体争取本企业或行业内的医疗福利，这进一步固化了由雇主提供医保的模式。50 年代末，工会基本放弃了为全民争取医疗福利的目标。直到 60 年代民主党上台执政后，政府医保才再次成为政治议题，而工人组织再一次成为背后的推动者，由于由雇主提供医疗保险的模式将退休人员排除在外，以"劳联 - 产联"（AFL-CIO）[1] 为代表的工会组织建议政府提供针对老年人的医疗保险（夸达哥诺，2004a；德瑞克森，1994）。这一旨在为部分人群而非全民提供政府医疗保险的努力终获成功：1965 年，总统约翰逊在前任总统杜鲁门的见证下签署了《社会保障法案修正案》（Social Security Act Amendments），建立了联邦政府出资，为所有 65 岁以上人群提供的"老人保险"，以及由联邦政府和州政府共同出资，为收入在贫困线附近的低收入人群提供的"穷人保险"。

必须指出的是，1965 年《社会保障法案修正案》的通过恰恰意味着争取由政府提供全民保险的又一次失败："穷人保险"和"老人保险"两项保险只针对特定人群，而且，必须符合一系列严格的条件才可以享受到（means-tested）。就"老人保险"而言，一般都会认为这是普适性的，即任何人只要达到 65 岁都可以享受，但由于美国不同社会阶层间人均预期寿命差异非常大，这意味着是否有机会享受到这一项福利的概率在不同人群中会有很大差别。根据美国疾病控制与预防中心（Centers for Disease Control and Prevention，CDC，2011）发布的数据

---

① 美国劳工联盟（AFL）与产业组织联合会（CIO）在 1955 年合并。

显示，1965 年美国的人均预期寿命为 70 岁，其中男性的预期寿命为 67 岁；而非洲裔美国人的人均预期寿命不足 64 岁，非洲裔男性的预期寿命仅为 60 岁。① 这种机会的不平等在半个世纪后依然存在：以 2015 年春天发生大规模种族骚乱的美国马里兰州巴尔的摩市为例，部分黑人社区的人均预期寿命仅有 65 岁，而与之相邻不远的富人区的人均预期寿命则超过 80 岁 [因格拉翰（Ingraham，2015）]。这意味着，即使在今天，相当一部分处于社会底层的美国人终生无法享受到政府医疗保险。

"穷人保险"的非普适性则更显而易见：要享受这一保险首先要求受益人是生活在联邦政府贫困线（Federal Poverty Level，FPL）之下的极低收入者。一些财政能力较差的州对收入的限制尤为苛刻。例如，阿拉巴马州、得克萨斯州、密西西比州、密苏里州等规定，"穷人保险"（受益者的家庭收入不得超过联邦政府贫困线的百分之十几到二十几。其次，受益人还必须是未成年人的父母或监护人；换句话说，如果没有子女，即使收入再低，也无法享受"穷人保险"（除非是孕妇或残疾人）。直到奥巴马医改后，有些州才放松了一些严苛的规定，如将"穷人保险"的收入资格提高到联邦贫困线的 138%，并取消了必须有未成年子女的限制，但不少州选择不作任何改变 [凯瑟家族基金会（Kasier Family Foundation，2015）]。②

从表面上看，美国政府举办"老人保险"和"穷人保险"，而不像其他发达国家为全体国民提供医疗保障的做法似乎体现了美国强调"个人责任"的价值观，即认为个人应自食其力，政府只需对最需要帮助的弱势群体伸出援手。而实际上，这两项针对特定人群的政府医

① 1965 年人均预期寿命为作者根据 1960 年和 1970 年数据估算所得。
② 2012 年 6 月，美国最高法院的裁定允许各州自主决定是否扩大"穷人保险"的受益人群和提高"穷人保险"的受益标准。

保之所以得以通过，是因为它符合了包括大雇主和商业保险公司等医疗行业利益相关者的资本势力的利益。以"老人保险"为例：对于雇主而言，由政府承担退休雇员的医疗保险相当于为其节省了企业养老福利的部分成本。对于商业保险公司而言，虽然政府提供的保险抢占了其一部分潜在顾客，但老年人较高的患病率和相对有限的支付能力对商业保险公司而言基本无利可图，由政府去承担这个低收益的人群，留下相对健康且支付能力较强的人群，对以利润为中心的商业保险公司来讲，是最划算不过的"撇脂"。基于此，商业保险公司由反对政府医保转为了为其积极游说（考宁，1969）。此外，医疗服务价格在20世纪五六十年代的连续攀升，激起了雇主和商业保险公司对美国医药联合会的不满，二者联合迫使美国医药联合会停止了对通过"老人保险"的反对（夸达哥诺，2004b）。不过，美国医药联合会的让步很大程度上也是由于政府的屈服，包括承诺"老人保险"不干涉医生和医院的收费，"老人保险"的审核、报销等交由商业保险公司管理等（夸达哥诺，2004a）。

（四）爱德华德·肯尼迪

以商业利润为导向的医疗服务提供体系以及医疗支付体系在20世纪60年代继续推高医疗价格和保费，而雇主则将保费上升的成本转嫁给工人。通过由政府独立举办覆盖全民的医疗保险来控制成本的呼声再次高涨（夸达哥诺，2004a）。1971年，在全美汽车工人联合会（UAW）和"劳联 - 产联"的支持下，马萨诸塞州民主党参议员爱德华德·肯尼迪（遇刺前总统约翰·肯尼迪的胞弟）提案政府通过工资和收入税收举办全民医疗保险，并成为唯一的保险提供者。这一提案对于美国通过雇主获得商业医保的制度是颠覆性的：政府作为唯一医疗保险提供者的身份将赋予其控制医生收入及医院的预算增长的谈判力量。毫无悬念地，这一提案中的激进内容激起了商业保险公司、美国医药联合会等医疗利益集团的坚决抵制，最终无法获得共和党总统尼克松的认同，以失败告终。1974 年，爱德华德·肯尼迪再次提案全民医保，并向商业保险公司妥协，让其作为政府保险的代理人，并从成本收益角度考虑，对保险设定了起付线、个人承担比率等。"劳联 - 产联"强烈反对这样的设定，批评爱德华德·肯尼迪"向保险行业投降"，认为这将造成低收入工薪阶层家庭沉重的经济负担 [弗洛 (Furrow，2011)]，但即使是如此妥协的方案，仍无法获得商业保险公司和美国医药联合会的支持，他们通过游说，成功阻止了该提案的通过（夸达哥诺，2004a）。1979 年，爱德华德·肯尼迪进一步妥协，干脆放弃了让政府作为保险人，改为由政府提供保险代金券去购买商业保险，希望通过这种模式保证全民享有医保。但最终，爱德华德·肯尼迪一再妥协的方案还是以失败告终 [斯塔（Starr，1982）；（弗洛，2011）]。

（五）希拉里·克林顿

从 1981 年里根上台，直至 2009 年奥巴马当选，美国总统职位一直为共和党把持，民主党总统克林顿在 1993 年至 2000 年的八年任期是唯一例外。克林顿上任伊始，便将实现全民医保、控制医疗费用作为目标，以兑现其竞选期间的承诺。克林顿委任第一夫人希拉里·克林顿作为全国医改小组的领头人。希拉里最终推出的医改方案为"政府规制下的竞争"（managed competition），即在各个区域内由保险公司牵头，联合多家医疗机构和医生，组成网络式的"健康维护机构"（Health Maintenance Organization，HMO）；参保人只要购买了某一健康维护机构的医疗保险，便享有在该健康维护机构的指定医院和医生处就医的权利。各个健康维护机构之间展开建立在服务质量和价格之上的市场竞争，而政府对其进行一定程度的监督。希拉里希望通过

172

这一方式，由保险公司主动控制费用。这一医改方案不再提及由政府提供全民医疗，而是计划通过强制雇主为雇员购买医疗保险来实现全民医保。虽然希拉里邀请了政府全民医保的支持者作为医改小组顾问，但只让其发挥"象征性的"作用，在医改方案的决策过程中完全把其"排斥在外"（纳瓦罗，2008c，第209页）。

尽管希拉里方案在设计上试图平衡各方利益，但在推行中仍然受到了来自雇主、保险公司、医疗提供者的极大阻力 [敏哈斯和温特（Minhas et al.，2009）；（圣昂哥，2015）；（斯塔，1995）]。首先，强制雇主为雇员购买医疗保险的提议招致了雇主的强烈反对。其次，希拉里医改方案将保险公司的权力凌驾于医院和医生之上，招致了后者的不满。再次，虽然保险公司获得了相对较大的自主性，但由于希拉里的医改方案包含了给保险公司所收取的保费设置上限等内容，无法让保险公司满意。最后，在这些利益集团的联合抵制下，希拉里领导的医改归于失败。

（六）奥巴马

早在2003年奥巴马竞选国会参议员时，曾面对伊利诺伊州的"劳联-产联"表明其对于政府提供全民保险的立场："我恰是一位政府全民医保的拥护者……美国作为世界上最富有的国家，花费14%的GDP，没有理由不能给每一个人提供基本的医疗保险……政府全民医保……正是我希望看到的。不过，我们可能不能立即做到，因为我们必须先夺回白宫，夺回参议院，夺回众议院" [医生争取国家医疗计划项目（Physicians for a National Health Program，PNHP，2008）]。

但随着时间推移以及其政治生涯的发展，奥巴马对于政府全民医保的态度发生了转变 [霍兰（Holan，2009）；贝尔（Bell，2013）]。2007年，当奥巴马成为民主党总统候选人时，其措辞转向保守："如果从零开始，那么（像加拿大一样、不依附于工作的）政府全民医保应该是合适的。但是我们已经有了这些历史形成的制度，过渡、调整到另外一个不同文化下的制度恐怕很难实现。因此我们可能需要一个制度，它不会具有如此大的破坏性，以至于让人们觉得突然间一个他们已经了解了一辈子的事情被丢掉了"［马克发哈（MacFarquhar，2007）］。

正如纳塞（Nasser，2009）指出，奥巴马的话似乎暗示美国人民并不希望看到政府全民保险，但事实恰恰相反：长久以来，超过半数的美国人是支持政府全民保险的。由权威机构凯瑟家族基金会于 2009 年 7 月进行的民调显示，有 51% ～ 58% 的民众支持政府作为唯一保险人的医疗制度（对"政府全民保险"的不同措辞方式造成结果有细微差异），59% 的民众支持将政府保险作为与商业保险并行的一个选项。另一份对 2016 年潜在选民的调查［进步变革研究所（Progressive Change Institute，2015）］显示，51% 的民众支持让政府作为唯一保险人的医疗制度，73% 的民众支持把政府保险作为与商业保险并行的一个选项；尤其引人注目的是，有高达 63% 的共和党选民认同把政府保险作为一个选项。

实际上，真正不希望看到政府保险的是以商业保险公司、美国医药联合会为首的医疗产业联盟，而美国的医疗政策正是在它们的立场上制定的。曾就职于兰德公司的斯坦福大学经济学教授阿雷·安瑟文（Alain Enthoven）曾一语道破天机："美国的政治体制没有能力迫使像保险公司这样强大的选举支持者去改变"（纳瓦罗，2008）。另一位著名主流经济学家、哈佛大学经济学教授、曾于 2003—2005 年担任总统布什的白宫经济顾问委员会主席的曼昆在《纽约时报》撰文（Gregory Mankiw，2009），批判政府全民保险不符合经济学逻辑，而他给出的理由正赤裸裸地暴露出政府医保对于资本的威胁：如果允许政府保险与商业保险并存，政府"将很可能抢走私人公司的生意，得到不属于它的市场份额……可能会通过打压医疗服务的提供者以控制成本……可能迫使价格降下来……（而）医疗服务的提供者除了接受没有其他选择"。正因为如此，当奥巴马于 2009 年入主白宫而民主党也已经夺回了参、众两院后，他却未像他曾许诺过的，去试图将政府全民保险变为现实。诚然，奥巴马（2009）曾试图说服美国医药联合会支持将政府保险作为与商业保险并行的一个选项，并向其保证这不是"政府主宰的医疗"不会通过侵害美国医药联合会的经济利益的方式来控制成本。但最终，奥巴马决定将其从医改方案中去掉了，尽管"将政府保险作为一个选项"得到广泛的民众支持 [格里姆（Grim，2010）]。

第四节　奥巴马医改及影响

在与各方的妥协下，2010 年 3 月，奥巴马签署了《病人保护与可负担医疗法案》（Patient Protection and Affordable Care Act，PPACA），将其上升为法律。该法案的主要内容包括：①禁止商业保险公司以既有健康问题（pre-existing conditions）等为由拒绝出售医疗保险；②强制（individual mandate），即要求所有有支付能力的个人必须获得某种形式的医疗保险；③扩大 "穷人保险"的适用范围，将更多低收入人群包括进来；④为不符合"穷人保险"收入标准的中低收入者提供税收抵免；⑤要求五十人以上的大企业为其全职雇员提供医疗保险，政府为五十人以下的小企业提供税收抵免优惠，鼓励其为雇员提供医疗保险；⑥要求各州政府设立保险交易网络平台，为个人或小企业提供比较、购买保险产品的渠道 [张和扎兰斯基（Zhang & Jarlenski，2014）]。

至此，美国近一个世纪为实现全民医保所做的努力终于迈进了实质性的一步。但是，从上面列出的具体内容可以看出，奥巴马医改下的全民医保并不是像其他国家那样由政府提供，而是沿用并进一步巩固了过去几十年的"由雇主提供商业医疗保险"的医疗模式，并在实际操作中满足了雇主和医疗产业利益集团的诉求。

对于雇主，奥巴马医改只要求有五十人以上的企业为其全职员工提供医疗保险，而实际上，美国五十人以上的企业仅占所有企业数的4%；对于余下96%的少于五十人的企业，奥巴马医改方案并没有硬性要求。此外，在法案的实际执行中，大企业为员工提供医疗保险这一要求被一再推迟：2013 年 7 月，美国政府将这一要求的生效时间从2014 年推迟至 2015 年 [杨（Young，2013）]；而 2014 年 2 月，美国政府再一次"法外施恩"，将这一规定的生效时间对有 50 ～ 99 名雇员的企业推迟至 2016 年 [美国财政部（U.S. Department of Treasury，2014）]。

对于保险公司，虽然奥巴马医改禁止了商业保险公司以既有疾病等理由拒绝出售医疗保险，但作为对保险公司的妥协，奥巴马医改方案要求所有个人都必须保证自己有医疗保险。这一强制性规定为保险公司提供了稳定而庞大的客户群，足以弥补其因"撇脂"行为被禁止而损失的利益。除此之外，奥巴马医改对于保险公司提高保费缺少实质性的限制，只要求保险公司在提高保费超过 10% 时提请政府批准。2015 年，一些保险巨头已表示将在 2016 年大幅提高保费。例如，美国医保市场领袖"蓝十字 & 蓝盾"准备将几个州的保费大幅提高 20% ～ 50%。然而，面对保险公司的强势提价，奥巴马能做的只是让消费者去请求各州医保管理机构对提价的要求进行严格审查 [皮尔（Pear，2015）]。最后，对于医生、医院、药商等医疗服务提供者，奥巴马医改对其经济利益更是没有任何实质性的碰触；相反，奥巴马医改扩大了医保范围，恰恰为医疗服务提供者带来了更多的潜在客户。事实也证明，奥巴马医改正式启动一年之后，保险公司、医院、药商都从中获得了可观的利润 [胡默（Humer，2015）；扎普森（Japsen，2015）；特修恩（Terhune，2014）；皮亚宁（Pianin，2015）]。

第五节　结论及对中国医改的启示

奥巴马医改未改变美国原有的医疗模式，未触动利益相关者的"奶酪"。其后果是，美国医疗体系的顽疾——医疗费用庞大且持续攀升——无法得到缓解，反而有愈演愈烈之势。美国政府机构的一份报告预测美国医疗费用占 GDP 的份额将从 2013 年的 17.4% 上升至 2024 年的 19.6%[科汗（Keehan et al.，2015）]；而另一边，如前所述，保险公司、医疗服务提供者都赚得盆满钵满。换句话说，奥巴马医改的实质是通过增加政府投入（即将更多低收入者纳入"穷人保险"）以及个人投入（即强制无保险的个人购买商业保险）来实现人人都有医疗保险的目标，但由于缺乏对市场逐利机制的控制，政府和个人所增加的支出转变成了商业保险公司、医院、医生、药商等利益相关者的利润。这对当前正在进行中的中国医改具有极大的警示作用。

中国实现全民医保的进程要远远快于美国。如图 C5 所示，2003 年，中国有超过 70% 的人口没有任何医疗保险；而 2013 年，这一数字已降到 5% 以下。这不能不归功于中国独特的政治经济体制。与美国相比，

没有两党政治的内耗和利益集团的控制，保证了中国在短短十年建成
了以城镇职工医疗保险、城镇居民医疗保险和新型农村合作医疗为基
础的政府全民医保，完成了美国近一个世纪尚未完成的事。

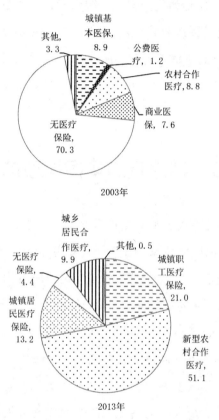

图 C5　中国医疗保险覆盖率，2003—2013 年（％）

数据来源：《中国卫生和计划生育统计年鉴 2014》。

　　然而，虽然中国的医疗体制不同于美国，但目前面临一个与美国
同样的问题：一边是不断提高的政府支出和医保覆盖；另一边却是不
断上升的个人医疗支出。如图 C6 所示，2003—2013 年这十年间，虽
然城镇居民人均医疗保险占现金消费支出份额略有下降，但农村居民

在医疗上的相对支出却没有随着医疗保险的推进而下降；相反，近几年来农村居民的医疗支出占现金消费支出的份额已急剧增长至 10%。《国家卫生服务调查》的数据显示（见表 C3），2011 年中国发生灾难性医疗支出的家庭比例接近 13%，这与 2003 年相比不降反升；更为严重的是，这一数字在农村地区以及经济相对落后的中、西部地区相对更高。[1]

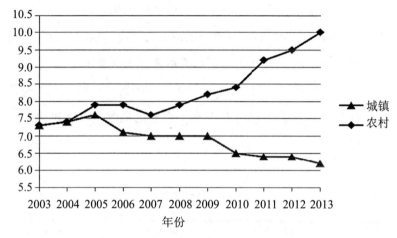

图 C6　人均医疗占现金消费支出份额（%）

数据来源：各年《中国统计年鉴》。

表 C3　发生灾难性医疗支出的家庭比例

单位：%

地区	2003 年	2008 年	2011 年
全国	12.2	14.0	12.9
农村	13.6	15.1	13.8
城市	9.0	11.3	10.9
西部	12.6	15.3	13.3
中部	11.9	14.2	13.7
东部	12.1	12.4	11.9

数据来源：摘自孟（Meng et al.，2012，表 4）的文章，结果根据中国卫生部《国家卫生服务调查》（2003，2008，2011）得出。

---

[1] 根据徐（Xu，2005）的文章指出：世界卫生组织对"灾难性支出"的定义为当医疗支出占家庭可支配收入（扣除购买食品等必要生存支出后）的比例超过 40%。

之所以出现这样的问题，归根结底是因为医疗体制的逐利机制尚未打破，过度医疗仍是普遍现象。例如，滥用抗生素问题已成为威胁中国公共卫生安全的重大问题。根据张等（2015，表 2，第 6 775 页）数据计算，中国人均抗生素使用量是英美等发达国家的 5～7 倍。克里（Currie，2014）等发现，医生和医院的逐利行为是导致滥用抗生素的直接原因。再如，世界卫生组织认为合理的剖腹产率为 15% 左右，而我国的这一数字常年维持在 30%～40% 的高位；剖腹产相较于自然分娩对于医疗机构利润率更高是其中的重要因素（见表 C4）。据中新社（2014）报道，中国社科院关于 2014 年中国公共财政建设的报告显示，与往年一样，社会公众对医疗卫生服务的满意度在九项公共服务中再次垫底。

表 C4　剖腹产率

单位：%

地区	2003 年	2008 年	2011 年
全国	19.2	30.3	36.3
农村	13.2	25.0	33.3
城市	46.3	53.3	46.8
西部	10.8	18.6	25.0
中部	20.9	35.4	44.7
东部	30.4	40.8	41.5

数据来源：摘自孟等（2012，表 3），结果根据中国卫生部《国家卫生服务调查》（2003，2008，2011）得出。

1972 年诺贝尔经济学得主肯尼斯·阿罗（Kenneth Arrow）曾在其关于医疗的福利经济学的奠基性文章（1963）中指出，利润是摧毁医患之间信任关系的信号。医疗服务的逐利机制不打破，政府、企业和个人再多的投入，再广的医保覆盖率也只能转化成医生、医院、制药公司等医疗服务提供者的利润。可喜的是，我国一些地方在打破医疗机构逐利机制方面进行了积极的探索，并已收到良好效果。2015年3月，《求是》杂志刊发题为"深化医改正当时——三明模式的启示"的文章，肯定了福建三明市的医改模式（那非丁，2015）。三明在短短三年时间内能够成功降低公立医院的人均医药费用，归根到底就是去除了医疗体系中的逐利机制，包括取消以药养医、切断医生收入与业务收入之间的紧密联系等。与美国相比，中国的医院、医生、药商等并没有通过政治游说等方式操纵医疗体制改革方向的能力和土壤。三明医改的成功经验表明，中国的政治经济体制完全可以完成美国囿于其体制障碍而无法完成的目标——只要政府有决心和魄力。

附录 D：附表

表 D1   OLS 分析就业收入（对数形式）的决定因素：样本量 =1 864

变量	(1)		(2)		(3)		(4)	
公共部门	−0.025		−0.014		0.018		0.037	
	(0.029)		(0.029)		(0.030)		(0.030)	
年龄（对照组为：<30 岁）								
30～40	0.181		0.153		0.188		0.160	
	(0.035)	***	(0.034)	***	(0.037)	***	(0.036)	***
40～50	0.174		0.156		0.153		0.140	
	(0.035)	***	(0.034)	***	(0.036)	***	(0.035)	***
>50	0.205		0.163		0.191		0.140	
	(0.040)	***	(0.040)	***	(0.042)	***	(0.042)	***
性别（对照组：男性）								
女性	−0.164		−0.180		−0.165		−0.185	
	(0.024)	***	(0.023)	***	(0.025)	***	(0.024)	***
教育（对照组为：低于小学）								
小学	0.145		0.169		0.168		0.204	
	(0.076)	*	(0.075)	**	(0.077)	**	(0.076)	***
初中	0.310		0.331		0.324		0.358	
	(0.069)	***	(0.068)	***	(0.069)	***	(0.068)	***
高中／技校	0.420		0.433		0.448		0.464	
	(0.071)	***	(0.070)	***	(0.071)	***	(0.070)	***
大学或更高	0.666		0.646		0.715		0.696	
	(0.075)	***	(0.074)	***	(0.076)	***	(0.075)	***
职位（对照组为：经理／管理者）								
高级专业人员	0.080		0.084		0.146		0.158	
	(0.049)		(0.049)	*	(0.052)	***	(0.051)	***
中低级专业人员	−0.117		−0.085		−0.113		−0.074	
	(0.050)	**	(0.049)	*	(0.053)	**	(0.052)	

续表

变量	(1)		(2)		(3)		(4)	
办公室办事员	−0.086		−0.094		−0.070		−0.072	
	(0.050)	*	(0.049)	*	(0.052)		(0.051)	
技术工人	−0.105		−0.110		−0.103		−0.103	
	(0.052)	**	(0.052)	**	(0.054)	*	(0.054)	**
低技术工人	−0.306		−0.306		−0.325		−0.322	
	(0.053)	***	(0.051)	***	(0.054)	***	(0.053)	***
服务业者	−0.327		−0.335		−0.337		−0.350	
	(0.054)	***	(0.053)	***	(0.056)	***	(0.055)	***
其他	−0.143		−0.114		−0.134		−0.110	
	(0.083)	*	(0.081)		(0.088)		(0.086)	
城乡（对照组为：城镇）								
农村			−0.095				−0.123	***
			(0.024)	***			(0.025)	
常数项	8.891		8.940		8.914		8.924	
	(0.091)	***	(0.097)	***	(0.093)	***	(0.098)	
决定系数	0.260		0.290		0.290		0.330	

数据来源：CHNS，2006。

183

表 D2　Logistic 模型分析就业部门对自评健康为"优"或"良"的影响（调整倾向得分）

变量	(1) 相对风险险比率	(95% 置信区间)	(2) 相对风险险比率	(95% 置信区间)	(3) 相对风险险比率	(95% 置信区间)
就业部门（对照组为：私营经济部门）						
公共部门	1.35	(1.01～1.8)**	1.34	(1.00～1.80)**	1.34	(1.00～1.79)**
人口特征						
年龄（对照组为：<30岁）						
30～40	0.75	(0.50～1.11)	0.71	(0.48～1.05)*	0.79	(0.53～1.18)
40～50	0.43	(0.29～0.64)***	0.41	(0.28～0.61)***	0.48	(0.32～0.73)
>50	0.25	(0.16～0.39)***	0.24	(0.15～0.37)***	0.29	(0.18～0.46)
性别（对照组为：男性）						
女性	0.73	(0.58～0.93)**	0.78	(0.61～0.99)**	0.75	(0.58～0.95)**
教育（对照组为：低于小学）						
小学	0.83	(0.44～1.59)	0.79	(0.41～1.51)	0.79	(0.41～1.50)
初中	1.52	(0.84～2.75)	1.38	(0.76～2.52)	1.31	(0.72～2.38)
高中/技校	1.51	(0.82～2.79)	1.34	(0.72～2.48)	1.45	(0.78～2.68)
大学或更高	1.49	(0.76～2.91)	1.23	(0.62～2.45)	1.30	(0.65～2.57)
城乡（对照组为：城镇）						
农村	1.37	(1.07～1.74)**	1.42	(1.11～1.81)***	1.39	(1.09～1.78)**
就业特征						
职位（对照组为：经理/管理者）						
高级专业人员	0.62	(0.38～1.02)*	0.60	(0.36～0.98)**	0.59	(0.36～0.97)**
中低级专业人员	0.61	(0.37～1.02)*	0.63	(0.37～1.05)*	0.66	(0.39～1.10)
办公室办事员	0.60	(0.37～0.96)**	0.61	(0.38～0.99)**	0.62	(0.38～1.00)**
技术工人	0.63	(0.34～1.14)	0.66	(0.36～1.20)	0.48	(0.25～0.92)

续表

变量	(1) 相对风险比率	(95% 置信区间)	(2) 相对风险比率	(95% 置信区间)	(3) 相对风险比率	(95% 置信区间)
低技术工人	0.79	(0.41 ~ 1.50)	0.88	(0.46 ~ 1.69)	0.64	(0.32 ~ 1.28)
服务业者	0.85	(0.46 ~ 1.55)	0.95	(0.51 ~ 1.75)	0.76	(0.41 ~ 1.43)
其他	1.14	(0.51 ~ 2.55)	1.21	(0.54 ~ 2.70)	1.11	(0.50 ~ 2.48)
雇主规模（对照组为：<20 人）						
20 ~ 100	0.83	(0.59 ~ 1.16)	0.79	(0.56 ~ 1.11)	0.94	(0.65 ~ 1.34)
>100	0.68	(0.46 ~ 1.01) *	0.64	(0.43 ~ 0.94) **	0.82	(0.53 ~ 1.27)
当前工作收入所得						
工资						
工资 & 奖金			1.34	(1.07 ~ 1.68) **	1.26	(1.00 ~ 1.60) **
合同期限（对照组为：非长期性）						
长期性					1.66	(1.15 ~ 2.41)
样本量			n = 1 798			

数据来源：CHNS, 2006。

注：*** 显著性 1%，** 显著性 5%，* 显著性 10%。所有回归模型里都控制了省的变量（为节省空间，没有列出）。

参考文献

胡鞍钢，周绍杰,2016.供给侧结构性改革不是"里根经济学"的"中国版".光明日报 http://theory.people.com.cn/n1/2016/0720/c49154-28568538.html [2016-07-20].

那非丁.2015.深化医改正当时——三明模式的启示.求是，7:54-56.

王晓樱，魏月蘅.2009.李荣融：中央企业可以减薪但尽可能不裁员.光明日报 http://www.gmw.cn/01gmrb/2009-04/20/content_910855.htm[2009-04-19].

徐晓明.2009.邵宁：国企成为抵御金融危机的"稳定器".人民网，http://finance.people.com.cn/GB/9884887.html [2009-08-19].

中新社，2014.社科院报告：中国公众对公共服务满意度显著提高.中国新闻网，http://www.chinanews.com/gn/2014/11-27/6823241.shtml[2014-11-27].

中央政府门户网站，2009.三部门发指导意见应对当前经济形势稳定劳动关系.http://www.gov.cn/gzdt/2009-02/01/content_1219057.htm[2009-12-31].

Abraham, S. 1994. How the Taft-Hartley act hindered unions, *Hofstra Labor and Employment Law Journal* 1994,12 (1): 1-37.

Aghion, P., Caroli, E. and García-Penalosa, C. 1999. Inequality and economic growth: the perspective of the new growth theories. *Journal of Economic Literature* 37, December: 1615-1660.

Alesina, A. and Rodrik. D. 1994. Distributive politics and economic growth. *Quarterly Journal of Economics* 109, (2): 465-490.

Alesina, A., R. Baqir, and W. Easterly. 2000. Redistributive public employment. *Journal of Urban Economics* 48, (2): 219-241.

Alestalo, M., S. Bislev, and B. Furaker. 1991. Public employment and class formation. In *The welfare state as employer*, ed. J. E. Kolberg. New York: ME Sharpe Inc.

Amsden, A. H. 1989. *Asia' s Next Giant: South Korea and Late Industrialization*. Oxford: The Oxford Press.

Balcerowicz, L., and S. Fischer. 2006. *Living standards and the wealth of nations: Successes and failures in real convergence*. Cambridge: The MIT Press.

Bartley, M., J. Ferrie, and S. M. Montgomery. 1999. Living in a high-unemployment economy: Understanding the health consequences. In *Social Determinants of Health*, ed. M. Marmot and R. Wilkinson, 81-104. Oxford: Oxford University Press.

Bartley, M. 2005. Job insecurity and its effect on health. *Journal of Epidemiology and Community Health* 59, (9): 718-719.

Beckfield, J., and N. Krieger. 2009. Epi + demos + cracy: Linking political systems and priorities to the magnitude of health inequities-evidence, gaps, and a research agenda. *Epidemiologic Reviews* 31, (1): 152-177.

Bell, L. 2013. The fix is in: From Obamacare set-up to single payer solution. *forbes.com*, November 26. http://www.forbes.com/sites/larrybell/2013/11/26/the-fix-is-in-from-obamacare-set-up-to-single-payer-solution/.

Bellante, D., and A. N. Link. 1981. Are public sector workers more risk averse than private sector workers? *Industrial and Labor Relations Review* 34, (3): 408-412.

Bennell, P. 1997. Privatization in sub-Saharan Africa: Progress and prospects during the 1990s. *World Development* 25, (11): 1785-1803.

Benyamini, Y., and E. L. Idler. 1999. Community studies reporting association between self-rated health and mortality: Additional studies, 1995 to 1998. *Research on Aging* 21, (3): 392-401.

Berkman, L. F., and I. Kawachi. 2000. *Social Epidemiology*. New York: Oxford University Press.

Birdsall, N., and J. Nellis. 2003. Winners and losers: Assessing the distributional impact of privatization. *World Development* 31, (10): 1617-1633.

Blank, R.M. 1994. Public sector growth and labor market flexibility: The United States versus the United Kingdom. *In Social Protection versus Economic Flexibility: Is There a Trade-Off?*, 223-264. Chicago: University of Chicago Press.

Bloch, F. E., and S. P. Smith. 1979. Human capital and labor market employment: Errata and extension. *Journal of Human Resources* 14, (2): 267-269.

Blumenthal, D., and W. Hsiao. 2005. Privatization and its discontents—the evolving Chinese health care system. *New England Journal of Medicine* 353, (11): 1165-1170.

Bo, H., T. Li, L. A. Toolsema, T. Street, and R. Square. 2009. Corporate social responsibility investment and social objectives: An examination on social welfare investment of Chinese state-owned enterprises. *Scottish Journal of Political Economy* 56, (3): 267-295.

Borland, J., J. Hirschberg, and J. Lye. 1998. Earnings of public sector and private sector employees in Australia: Is there a difference? *Economic Record* 74, (224): 36-53.

Boyce, J.K. 1993. *The Philippines: The Political Economy of Growth and Impoverishment in the Marcos Era*. London: The Macmillan Press.

Boyce,J.K. 2006. A future for small farms? Biodiversity and sustainable agriculture. In *Human Development in the Era of Globalization: Essays in Honor of Keith B. Griffin*. Northampton: Edward Elgar.

Braveman, P. A., C. Cubbin, S. Egerter, S. Chideya, K. S. Marchi, M. Metzler, and S. Posner. 2005. Socioeconomic status in health research: One size does not fit all. *Journal of the American Medical Association* 294, (22): 2879-2888.

Brenner, M. H., and A. Mooney. 1983. Unemployment and health in the context of economic change. *Social Science & Medicine* 17, (16): 1125-1138.

Burgard, S. A., J. E. Brand, and J. S. House. 2007. Toward a better estimation of the effect of job loss on health. *Journal of Health and Social Behavior* 48, (4): 369-384.

Cao, X. 2009. Steel company executives' death reflects workers' insecurities. *Xinhua News*, August 5. http://news.xinhuanet.com/english/2009-08/05/content_11832180.htm.

Castro, J. E. 2007. Poverty and citizenship: Sociological perspectives on water services and public-private participation. *Geoforum* 38, (5): 756-771.

Centers for Disease Control and Prevention (CDC). 2011. *Table 22. Life expectancy at birth, at age 65, and at age 75, by sex, race, and Hispanic origin: United States, selected years 1900—2010.* http://www.cdc.gov/nchs/data/hus/2011/022.pdf.

Chan, A. 2001. *China's Workers under Assault: The Exploitation of Labor in a Globalizing Economy*. New York: M.E. Sharpe.

Chan, A., and X. Zhu. 2003. Disciplinary labor regimes in Chinese factories. *Critical Asian Studies* 35, (4): 559-584.

Chapman, C. B., Talmadge, J. M. 1970. Historical and political background of federal health care legislation, *Law and Contemporary Problems* 35, (2): 334-347.

Chen, M., and A. Chan. 2010. Occupational health and safety in China: The case of state-managed enterprises. *International Journal of Health Services* 40, (1): 43-60.

Chen, Y., S. Démurger, and M. Fournier. 2005. Earnings differentials and ownership structure in Chinese enterprises. *Economic Development and Cultural Change* 53, (4): 933-958.

Clarke, G.R.G. 1993. *More Evidence on the Income Distribution and Growth*, Mimeo: University of Rochester.

Collins, S. et. al. 2015. The Problem of Underinsurance and How Rising Deductibles Will Make It Worse-Findings from the Commonwealth Fund Biennial Health Insurance Survey, *The Commonwealth Fund*, May. http://www.commonwealthfund.org/publications/issue-briefs/2015/may/problem-of-underinsurance.

Corning, P. 1969. Chapter 2: The Second Round-1927 to 1940, in *The Evolution of Medicare:* From Idea to Law, Washington D.C., Government Printing Office. http://www.ssa.gov/history/corning.html.

Cuddy, M. and Qian, L., 2007. The rural economy in China and Russia–what is different? Is there a lesson for Russia?. *Economic Change and Restructuring* 40, (1): 157-187.

Cummings, J. R., T. Rice, and Y. Hanoch. 2009. Who thinks that part D is too complicated: Survey results on the Medicare prescription drug benefit. *Medical Care Research and Review* 66, (1): 97-115.

Cummins, S., M. Stafford, S. Macintyre, M. Marmot, and A. Ellaway. 2005. Neighbourhood environment and its association with self-rated health: Evidence from Scotland and England. *Journal of Epidemiology and Community Health* 59, (3): 207-213.

Currie, J., W. Lin, and J. Meng. 2014. Addressing antibiotic abuse in China: An experimental audit study, *Journal of Development Economics* 110: 39-51.

Cusack, T. R., T. Notermans, and M. Rein. 1989. Political-economic aspects of public employment. *European Journal of Political Research* 17, (4): 471-500.

De Witte, H. 1999. Job insecurity and psychological well-being: Review of the literature and exploration of some unresolved issues. *European Journal of Work and Organizational Psychology* 8, (2): 155-177.

Deininger, K. and Olinto, P. 2000. Asset distribution, inequality, and growth. *World Bank Series Working Papers: Education, Child Labor, Returns to Schooling*, No. 2375.

Demoussis, M., and N. Giannakopoulos. 2007. Exploring job satisfaction in private and public employment: Empirical evidence from Greece. *Labour* 21, (2): 333-359.

Derickson, A. 1994. Health security for all? Social unionism and universal health insurance, 1935—1958, *The Journal of American History* 80, (4):1333-1356.

DeSantis, V. S., and S. L. Durst. 1996. Comparing job satisfaction among public-and private-sector employees. *The American Review of Public Administration* 26, (3): 327-343.

Disney, R., and A. Gosling. 1998. Does it pay to work in the public sector? *Fiscal Studies* 19, (4): 347-374.

Domeij, D., and L. Ljungqvist. 2006. Wage structure and public sector employment: Sweden versus the United States 1970-2002. *CEPR Discussion Paper Series* 5921.

Dong, X., and P. Bowles. 2002. Segmentation and discrimination in China's emerging industrial labor market. *China Economic Review* 13, (2): 170-196.

Dong, X., P. Bowles, and S. Ho. 2002. The determinants of employee ownership in China's privatized rural industry: Evidence from Jiangsu and

Shandong. *Journal of Comparative Economics* 30, (2): 415-437.

Dong, X., and L. Putterman. 2003. Soft budget constraints, social burdens, and labor redundancy in China's state industry. *Journal of Comparative Economics* 31, (1): 110-133.

Eberstadt, N. 1999. Russia: Too sick to matter. *Policy Review* (95): 3-24.

Faragher, E. B., M. Cass, and C. L. Cooper. 2005. The relationship between job satisfaction and health: A meta-analysis. *Occupational and Environmental Medicine* 62, (2): 105-112.

Fernald, L. C. H. 2007. Socio-economic status and body mass index in low-income Mexican adults. *Social Science & Medicine* 64, (10): 2030-2042.

Ferrie, J. 1997. Labour market status, insecurity and health. *Journal of Health Psychology* 2, (3): 373-397.

Ferrie, J., P. Martikainen, M. J. Shipley, M. G. Marmot, S. A. Stansfeld, and G. D. Smith. 2001. Employment status and health after privatization in white collar civil servants: Prospective cohort. *British Medical Journal* 322, (7287): 647-651.

Field, M., D. M. Kotz, and G. Bukhman. 2000. Neoliberal economic policy, "State desertion," and the Russian health crisis. In *Dying for growth: Global inequality and the health of the poor*, ed. J. Y. Kim, J. V. Millen, A. Irwin and J. Gershman, 155-173. Monroe, ME: Common Courage Press.

Forth, J., H. Bewley, and A. Bryson. 2006. *Small and medium-sized enterprises: Findings from the 2004 workplace employee relations survey*. London: Department of Trade and Industry.

Fowler, P. C., and D. G. Richards. 1995. Test evidence for the OECD countries, 1965—1985. *International Journal of Social Economics* 22, (3): 11-23.

Fredriksson, P., and R. Topel. 2010. Wage determination and employment in Sweden since the early 1990s-wage formation in a new setting. In *Reforming the welfare state: Recovery and Beyond in Sweden*, ed. B. Freeman, R. Topel and B. Swedenborg, 83-126. Chicago: University of Chicago Press.

Freeman, R. B. 1988. Contraction and expansion: The divergence of private sector and public sector unionism in the United States. *The Journal of Economic Perspectives* 2, (2): 63-88.

Freeman,R.B. 1985. How do public sector wages and employment respond to economic conditions. *NBER Working Papers* 1653.

Freeman,R.B. 1994. How labor fares in advanced economics, in Freeman, R. B. ed., *Working Under Different Rules*, 1-28. New York: Russell Sage Foundation.

Fuchs, V. 1976. From Bismarck to Woodcock: The "irrational" pursuit of national health insurance, *Journal of Law and Economics* 19, (2): 347-359.

Furrow, B. 2011. Health reform and Ted Kennedy: The art of politics... and persistence, *New York University Journal of Legislation and Public Policy* 14: 445-476.

Galiani, S., P. Gertler, and E. Schargrodsky. 2005. Water for life: The impact of the privatization of water services on child mortality. *Journal of Political Economy* 113, (1): 83-120.

Giatti, L., S. M. Barreto, and C. C. César. 2008. Household context and self-rated health: The effect of unemployment and informal work. *Journal of Epidemiology and Community Health* 62, (12): 1079-1085.

Goesling, B., and G. Firebaugh. 2004. The trend in international health inequality. *Population and Development Review* 30, (1): 131-146.

Gornick, J. C., and J. A. Jacobs. 1998. Gender, the welfare state, and public employment: A comparative study of seven industrialized countries. *American Sociological Review* 63, (5): 688-710.

Green, C., and J. S. Heywood. 2007. Performance pay, sorting and the dimensions of job satisfaction. *Lancaster University Management School Working Paper* 13.

Griffin, K. and Ickowitz, A. 1997. The distribution of wealth and the pace of development, *United Nations Development Programme, Social Development and Poverty Elimination Division, Working Paper Series, Working Paper* 3, November.

Grim, R., 2010. Obama health care plan drops public option, *huffington post.com*, April 24. http://www.huffingtonpost.com/2010/02/22/obama-health-care-plan-dr_n_471320.html.

Gupta, N., and N. Kristensen. 2008. Work environment satisfaction and employee health: Panel evidence from Denmark, France and Spain, 1994-2001. *The European Journal of Health Economics* 9, (1): 51-61.

Gylfason, T., T. Herbertsson, and G. Zoega. 2001. Ownership and growth. *The World Bank Economic Review* 15, (3): 431-449.

Hall, D., E. Lobina, and R. De La Motte. 2005. Public resistance to privatization in water and energy. *Development in Practice* 15 (3&4): 286-301.

Hall, R. E., A. Gordon, and C. Holt. 1972. Turnover in the labor force. *Brookings Papers on Economic Activity* 3: 709-764.

Hanousek, J., E. Kocenda, and J. Svejnar. 2008. Privatization in central and eastern Europe and the commonwealth of independent states. In *Privatization: Successes and Failures*, ed. G. Roland, 76-108. New York: Columbia University Press.

Henderson, G., J. Akin, P. Hutchinson, S. Jin, J. Wang, J. Dietrich, and L. Mao. 1998. Trends in health services utilization in eight provinces in China, 1989—1993. *Social Science & Medicine* 47, (12): 1957-1971.

Henderson, G., J. Akin, Z. Li, S. Jin, H. Ma, and K. Ge. 1994. Equity and the utilization of health services: Report of an eight-province survey in China. *Social Science & Medicine* 39, (5): 687-699.

Heston, A., R. Summers, and B. Aten. 2009. *Penn World Table Version* 6.3. Center for International Comparisons of Production, Income and Prices, University of Pennsylvania.

Hirst, M., and P. Thornton. 2005. Disabled people in public sector employment 1998—2004. *Labour Market Trends* 113, (5): 189-199.

Holan, A. 2009. Obama statements on single-payer have changed a bit, *politifact.com*, July 16th. http://www.politifact.com/truth-o-meter/ statements/2009/jul/16/barack-obama/obama-statements-singl-payer-have-changed-bit/.

Horwitz, J. R. 2005. Making profits and providing care: Comparing nonprofit, for-profit, and government hospitals. *Health Affairs* 24, (3): 790-801.

Hou, B., and L. Chen. 2007. China: economic transition, employment flexibility and security. In S. Lee and J. Hur (eds), *Globalization and Changes in Employment Conditions in Asia and the Pacific*, 217-272. Seuol: Korea Labor Institute.

House, J. S., J. M. Lepkowski, D. R. Williams, R. P. Mero, P. M. Lantz, S. A. Robert, and J. Chen. 2000. Excess mortality among urban residents: How much, for whom, and why? *American Journal of Public Health* 90, (12): 1898-1904.

Huber, E., and J. D. Stephens. 2001. *Development and Crisis of the Welfare State: Parties and Policies in Global Markets*. Chicago: University of Chicago Press.

Humer, C. 2015. U.S. health insurers eye higher Obamacare profit margins, *reuters.com*, January 28. http://www.reuters.com/article/2015/01/28/usa-healthcare-insurers-idUSL1N0V71TQ2015-01-28.

Hyder, A., and B. Reilly. 2005. The public and private sector pay gap in Pakistan: A quantile regression analysis. *Pakistan Development Review* 44, (3): 271-306.

Idler, E. L., and Y. Benyamini. 1997. Self-rated health and mortality: A review of twenty-seven community studies. *Journal of Health and Social Behavior* 38, (1): 21-37.

Infante-Rivard, C., and M. Lortie. 1996. Prognostic factors for return to work after a first compensated episode of back pain. *British Medical Journal* 53, (7): 488-494.

Ingraham, C. 2015. 14 Baltimore neighborhoods have lower life expectancies than North Korea, *washingtongpost.com*. http://www. washingtonpost.com/blogs/wonkblog/wp/2015/04/30/baltimores-poorest-residents-die-20-years-earlier-than-its-richest/.

International Organization of Employers. 2009. *Exiting the crisis in the labour markets*. IOE Information Paper, June.

Ito, J., 2006. Economic and institutional reform packages and their impact on productivity: A case study of Chinese township and village enterprises. *Journal of Comparative Economics* 34, (1): 167-190.

JAMA. 1935. The Epstein state health insurance bill, *The Journal of the American Medical Association* 104, (5): 400-401.

Jamison, D. T. 1984. *China: The health sector. A World Bank Study*. D.C.: The World Bank.

Japsen, B. 2015. Hospital profits soar as Obamacare prescribes more paying patients, forbes.com, March 1. http://www.forbes.com/sites/ brucejapsen/2015/03/01/hospital-profits-soar-as-obamacare-prescribes-more-paying-patients/.

Jefferson, G.H., Rawski, T.G. and Zheng, Y., 1992. Growth, efficiency, and convergence in China's state and collective industry. *Economic*

Development and Cultural Change, 40, (2): 239-266.

Jha, A. K., C. M. DesRoches, E. G. Campbell, K. Donelan, S. R. Rao, T. G. Ferris, A. Shields, S. Rosenbaum, and D. Blumenthal. 2009. Use of electronic health records in US hospitals. *New England Journal of Medicine* 360, (16): 1628-1638.

Jiménez-Martín, S., J. M. Labeaga, and M. Martínez-Granado. 2004. An empirical analysis of the demand for physician services across the European Union. *European Journal of Health Economics* 5, (2): 150-165.

Jones, L. P. 1975. *Public Enterprise and Economic Development: The Korean Case*. Honolulu: University of Hawaii Press.

Judge, K., J. A. Mulligan, and M. Benzeval. 1998. Income inequality and population health. *Social Science & Medicine* 46, (4-5): 567-579.

Jylhä, M. 2009. What is self-rated health and why does it predict mortality? Towards a unified conceptual model. *Social Science & Medicine* 69, (3): 307-316.

Jylhä, M., S. Volpato, and J. M. Guralnik. 2006. Self-rated health showed a graded association with frequently used biomarkers in a large population sample. *Journal of Clinical Epidemiology* 59, (5): 465-471.

Kalecki, M. 1971. *Selected Essays on the Dynamics of the Capitalist Economy* 1933—1970. Cambridge: Cambridge University Press.

Kaplan, G. A., and T. Camacho. 1983. Perceived health and mortality: A nine-year follow-up of the human population laboratory cohort. *American Journal of Epidemiology* 117, (3): 292-304.

Kaplan, G. A., and J. E. Keil. 1993. Socioeconomic factors and cardiovascular disease: A review of the literature. *Circulation* 88, (4): 1973-1998.

Kasier Family Foundation. 2009. Key findings: Kasier health tracking polljuly 2009, *Publication* #7945. http://kaiserfamilyfoundation.files.wordpress.com/2013/01/7945.pdf.

Kasier Family Foundation. 2015. Where are states today? Medicaid and CHIP eligibility levels for adults, children, and pregnant women. *kff.org*, April.

Kawachi, I., B. P. Kennedy, and R. G. Wilkinson (ed.). 1999. *The Society and Population Health Reader: Income Inequality and Health*. New York: The New Press.

Kawada, T., Y. Wakayama, M. Katsumata, H. Inagaki, T. Otsuka, Y. Hirata, Y. J. Li, and Q. Li. 2009. Patterns in self-rated health according to age and sex in a Japanese national survey, 1989—2004. Gender Medicine 6, (1): 329-334.

Keehan, S.P., Cuckler, G.A., Sisko, A.M., Madison, A.J., Smith, S.D., Stone, D.A., Poisal, J.A., Wolfe, C.J. and Lizonitz, J.M. 2015. National health expenditure projections, 2014—2024: spending growth faster than recent trends. *Health Affairs* 34, (8): pp.1407-1417.

Kenneth, A. 1963. Uncertainty and the welfare economics of medical care, *American Economic Review* 53, (5): 941-973. http://www.qstheory.cn/dukan/qs/2015-03/31/c_1114786929.htm.

Knight, J., and L. Song. 1993. Why urban wages differ in China. In *The distribution of income in China.*, in K. Griffin, R. Zhao (ed.), 216-284. London: Macmillan Press.

Kornai, J. 1980. *Economics of Shortage*. North-Holland, Amsterdam.

Kornai, J.1979. Resource-constrained versus demand-constrained systems. *Econometrica* 47, (4): 801-819.

Kotz, D. M. 2006. Ownership, property rights, and economic performance: Theory and practice in the USA and other countries. Paper presented in the conference of *Ownership and Property Rights: Theory and practice*, cosponsored by the Institute of World Socialism of the Central Compilation and Translation Bureau of China and the Rosa Luxemburg Foundation of Germany, in Beijing, China, November 13-14.

Kuznets, S. 1995. Economic Growth and income inequality, *American Economic Review* 45, (1): 1-28.

Lachaud, J. P. 2007. Public-private wage differentials in French-speaking Africa: A comparative analysis. *Labour* 9, (2): 295-341.

LaMotagne, C. 2014. NerdWallet Health finds medical bankruptcy accounts for majority of personal bankruptcies, *NerdWallet Health*, March 26. http://www.nerdwallet.com/blog/health/2014/03/26/medical-bankruptcy/.

Lee, P., and D. Paxman. 1997. Reinventing public health. *Annual Review of Public Health* 18, (1): 1-35.

Levy, H., and D. Meltzer. 2008. The impact of health insurance on health. *Annual Review of Public Health* 29: 399-409.

Levy, J. 2015. In U.S., Uninsured rate dips to 11.9% in first quarter, *gallop.com*. http://www.gallup.com/poll/182348/uninsured-rate-dips-first-quarter.aspx.

Li, L. 2008. Employment burden, government ownership and soft budget constraints: Evidence from a Chinese enterprise survey. *China Economic Review* 19, (2): 215-229.

Li, S., and Y. Zhao. 2003. The decline of in-kind wage payments in urban China. *Journal of Chinese Economic and Business Studies* 1, (2): 245-258.

Liang, K. 2008. Rural-urban differences in the shape of the socioeconomic gradients in health in China. *Paper presented at the American Sociological Association Annual Meeting*, Sheraton Boston and the Boston Marriott Copley Place, Boston, MA.

Lin, C., 2001. Corporatisation and corporate governance in China's economic transition. *Economics of Planning* 34, (1): 5-35.

Lin, J. Y., F. Cai, and Z. Li. 1998. Fair competition and China's state-owned enterprises reform. *MOCT-MOST: Economic Policy in Transitional Economies* 9, (1): 61-74.

Lindelöw, M., and A. Wagstaff. 2005. Health shocks in China: Are the poor and uninsured less protected? *The World Bank Policy Research Working Paper Series* 3740.

Liu, Y. 2004. Development of the rural health insurance system in China. *Health Policy and Planning* 19, (3): 159-165.

Liu, Y., K. Rao, and W. C. Hsiao. 2003. Medical expenditure and rural impoverishment in China. *Journal of Health Population and Nutrition* 21, (3): 216-222.

Longman, P. 2007. *Best care anywhere: Why VA Health Care is Better than Yours*. Sausalito: Polipoint Press.

Lucifora, C., and D. Meurs. 2006. The public sector pay gap in France, Great Britain and Italy. *Review of Income and Wealth* 52, (1): 43-59.

Ludermir, A. B., and G. Lewis. 2003. Informal work and common mental disorders. *Social Psychiatry and Psychiatric Epidemiology* 38, (9): 485-489.

Luo, Y., and M. Wen. 2002. Can we afford better health? A study of the health differentials in China. *Health* 6, (4): 471-500.

MacFarquhar, L. 2007. The conciliator: where is Barack Obama coming from? *newyorker.com*, May 27. http://www.newyorker.com/magazine/2007/05/07/the-conciliator.

Mankiw, N. G. 2009. The pitfalls of the public option, *The New York Times*, June 28.

Marmot, M. G. 2004. *The Status Syndrome: How Social Standing Affects Our Health and Longevity*. New York: Times Books.

Marmot. Shipley, M.J. and Rose, G. 1984. Inequalities in death—specific explanations of a general pattern?. *The Lancet* 323(8384):1003-1006.

Marmot Stansfeld, S., Patel, C., North, F., Head, J., White, I., Brunner, E., Feeney, A. and Smith, G.D., 1991. Health inequalities among British civil servants: The Whitehall II study. *The Lancet* 337(8754):1387-1393.

Marmot, and R. G. Wilkinson. 1999. *Social Determinants of Health*. Oxford: Oxford University Press Oxford.

Marx, K. 1867. *Capital*, Volume I. Harmondsworth: Penguin.

McCammon, H. 1990. Legal limits on labor militancy: US labor law and the right to strike since the New Deal, *Social Problems* 37, (2): 206-229.

McDonnell, K. 2008. Benefit cost comparisons between state and local governments and private-sector employers. *Employee Benefit Research Institute (EBRI) Notes* 29, (6): 2-5.

McDonnell, K., and D. Salisbury. 2005. Benefit cost comparisons between state and local governments and private sector employers. *Public Personnel Management* 34, (4): 321-327.

Meng, Q., Xu, L., Zhang, Y., Qian, J., Cai, M., Xin, Y., Gao, J., Xu, K., Boerma, J.T. and Barber, S.L. 2012. Trends in access to health services and financial protection in China between 2003 and 2011: a cross-sectional study. *The Lancet* 379, 9818: 805-814.

Meng, X. 2000. *Labour Market Reform in China*. Cambridge: Cambridge University Press.

Milanović, B. 1994. Determinants of cross-country income inequality: An "augmented" Kuznets' hypothesis. *Policy Research Working Paper 1246*. Washington: The World Bank.

Millis, H., Brown, E. 1950. *From the Wagner Act to Taft-Hartley: A Study of National Labor Policy and Labor Relations*. Chicago: University of Chicago Press.

Minhas, R., and Wendt, C. 2009. Letter from America: the political economics of US healthcare reform, *Journal of the Royal Society of Medicine* 102, (4): 129-133.

Morone, J., T. Litman, and L. Robins. 2008. *Health Politics and Policy*. Boston: Cengage Learning.

Monteiro, C. A., W. L. Conde, B. Lu, and B. M. Popkin. 2004. Obesity and inequities in health in the developing world. *International Journal of Obesity* 28, (9): 1181-1186.

Moore, P. 1991. Comparison of state and local employee benefits and private employee benefits. *Public Personnel Management* 20, (4): 429-439.

Mossey, J. M., and E. Shapiro. 1982. Self-rated health: A predictor of mortality among the elderly. *American Journal of Public Health* 72, (8): 800-808.

Muntaner, C., and Lynch, J. 1999. Income inequality, social cohesion, and class relations: A critique of Wilkinson's neo-Durkheimian research program. International Journal of Health Services 29(1): 59-81.

Murray, C. J. L., T. Laakso, K. Shibuya, K. Hill, and A. D. Lopez. 2007. Can we achieve Millennium Development Goal 4? New analysis of country trends and forecasts of under-5 mortality to 2015. *The Lancet* 370, (9592): 1040-1054.

Mutchler, J. E., and J. A. Burr. 1991. Racial differences in health and health care service utilization in later life: The effect of socioeconomic status. *Journal of Health and Social Behavior* 32, (4): 342-356.

Nasir, Z. M. 2000. Earnings differential between public and private sectors in Pakistan. *Pakistan Development Review* 39, (2): 111-130.

Nasser, A. 2009. Obama's flawed case against single payer, *counterpunch. org*, November 16. http://www.counterpunch.org/2009/11/16/obama-s-flawed-case-against-single-payer/print/.

Navarro, V. 1977. *Social Security and Medicine in the USSR: A Marxist Critique*. Lexington: Lexington Books.

Navarro, V. 1987. Federal health policies in the United States: An alternative explanation, *The Milbank Quarterly* 65, (1): 81-111.

Navarro, V.1993. Has socialism failed? An analysis of health indicators under capitalism and socialism. *Science & Society* 57, (1): 6-30.

Navarro, V. 2004. Inequalities are unhealthy. *Monthly Review* 56, (2): 26-30.

Navarro, V.ed. 2007. *Neoliberalism, globalization, and inequalities: Consequences for health and quality of life*. Amityville: Baywood.

Navarro, V. 2008a. Politics and health: a neglected area of research. *The European Journal of Public Health* 18, (4): 354-355.

Navarro, V. 2008b. The politics of health care reforms in US presidential elections. *International Journal of Health Services* 38, (4): 597-606.

Navarro, V. 2008c. Looking back at the future: why Hillarycare failed, *International Journal of Health Services* 38, (2): 205-212.

Navarro, V., and L. Shi. 2001. The political context of social inequalities and health. *International Journal of Health Services* 31, (1): 1-21.

Navarro, V., J. Schmitt, and J. Astudillo. 2004. Is globalization undermining the welfare state? The evolution of the welfare state in developed capitalist countries during the 1990s. *International Journal of Health Services* 34, (2): 185-227.

Navarro, V., C. Muntaner, C. Borrell, J. Benach, Á. Quiroga, M. Rodríguez-

Sanz, N. Vergés, and M. I. Pasarín. 2006. Politics and health outcomes. *The Lancet* 368, (9540): 1033-1037.

Netterstrom, B., F. E. Nielsen, T. S. Kristensen, E. Bach, and L. Moller. 1999. Relation between job strain and myocardial infarction: A case-control study. *British Medical Journal* 56, (5): 339-342.

Obama, B. 2009. Remarks by the President to the Annual Conference of the American Medical Association, *whitehouse.gov,* June 15. https://www. whitehouse.gov/thepressoffice/remarkspresidentannualconferenceamerican medicalassociation.

Oi, J.C., 1995. The role of the local state in China's transitional economy. *The China Quarterly* 144: 1132-1149.

Office for National Statistics (OHS). 2009. *Labour Market Statistics Statistical Bulletin-July.* http://www.statistics.gov.uk/STATBASE/Product. asp?vlnk=1944.

Okun, A. 1975. *Equality and Efficiency: The Big Tradeoff.* Washington, D.C.: Brooking Institution.

Oliver, M. L. and Shapiro, T. 1995. *Black Wealth, White Wealth: A New Perspective on Racial Inequality.* New York: Routledge.

Palmer, K.1999. A Brief History: Universal Health Care Efforts in the US, *Physicians for a National Health Program (PNHP)*, http://www.pnhp.org/ facts/a-brief-history-universal-health-care-efforts-in-the-us.

Pear, R. 2015. Health Insurance Companies Seek Big Rate Increases for 2016, *nytimes.com*, July 3. http://www.nytimes.com/2015/07/04/us/health-insurance-companies-seek-big-rate-increases-for-2016.html?_r=0.

Perlin, J. B., R. M. Kolodner, and R. H. Roswell. 2004. The Veteran's Health Administration: Quality, value, accountability, and information as transforming strategies for patient-centered care. *American Journal of Managed Care* 10, (part 2): 828-836.

Perotti, E.C., Sun, L. and Zou, L., 1999. State-owned versus township and village enterprises in China. *Comparative Economic Studies* 41, (2-3): 151-179.

Perotti, R. 1996. Growth, income distribution, and democracy: what the data say.*Journal of Economic Growth* 1, (2): 149-187.

Persson, T. and Tabellini, G. 1994. Is inequality harmful for growth? *American Economic Review* 84, (3): 600-621.

Phelps (1993). The argument for private ownership and control. *Annual Economic Report*, European Bank for Reconstruction and Development, London.

Phillips, K. L., and K. Shen. 2005. What effect does the size of the state-owned sector have on regional growth in China? *Journal of Asian Economics* 15, (6): 1079-1102.

Physicians for a National Health Program (PNHP). 2008. Barack Obama on single payer in 2003, *pnhp.org*. http://www.pnhp.org/news/2008/june/barack_obama_on_sing.php.

Pianin, E. 2015. Drug Company Profits Soar as Taxpayers Foot the Bill, *the fiscaltimes.com*, July 30, http://www.thefiscaltimes.com/2015/07/30/Drug-Company-Profits-Soar-Taxpayers-Foot-Bill.

Plaff, W. 2001. The privatization of public utilities can be a disaster. *International Herald Tribune*, February 22.

Plane, P. 1997. Privatization and economic growth: An empirical investigation from a sample of developing market economies. *Applied Economics* 29, (2): 161-178.

Progressive Change Institute. 2015. Poll of likely 2016 voters, *amazonaws.com*. https://s3.amazonaws.com/s3.boldprogressives.org/images/Big_Ideas-Polling_PDF-1.pdf.

Pollin, R. 2003. *Contours of Descent: US Economic Fractures and The Landscape of Global Austerity.* New York: Verso Books.

Pollin, R. 1998. The "reserve army of labor" and the "natural rate of unemployment": Can Marx, Kalecki, Friedman, and Wall Street all be wrong? *Review of Radical Political Economics* 30, (3): 1.

Postel-Vinay, F., and H. Turon. 2007. The public pay gap in Britain: Small differences that (don't?) matter. *Economic Journal* 117, (523): 1460-1503.

Propper, C., S. Burgess, and K. Green. 2004. Does competition between hospitals improve the quality of care? Hospital death rates and the NHS internal market. *Journal of Public Economics* 88, (7-8): 1247-1272.

Qian, Y., and G. Roland. 1998. Federalism and the soft budget constraint. *American Economic Review* 88, (5): 1143-1162.

Quadagno, J. 2004a. Why the United States has no national health insurance: Stakeholder mobilization against the welfare state, 1945—1996, *Journal of Health and Social Behavior*, 45: 25-44.

Quadagno, J. 2004b. Physician sovereignty and the purchasers' revolt, *Journal of Health Politics, Policy and Law* 29, (4): 815-834.

Rahkonen, O., E. Lahelma, A. Karisto, and K. Manderbacka. 1993. Persisting health inequalities: Social class differentials in illness in the Scandinavian countries. *Journal of Public Health Policy* 14, (1): 66-81.

Ramanadham, V. V. 1988. *Public Enterprise and Income Distribution.* Abingdon: Taylor & Francis.

Rannan-Eliya, R., and A. Somantnan. 2005. Access of the very poor to health services in Asia: Evidence on the role of health systems from Equitap. *Reaching the Very Poorest Workshop.* UK: DFID Health Systems Resource Centre.

Rathmann, W., B. Haastert, A. Icks, G. Giani, R. Holle, C. Meisinger, and

A. Mielck. 2005. Sex differences in the associations of socioeconomic status with undiagnosed diabetes mellitus and impaired glucose tolerance in the elderly population: The KORA survey 2000. *The European Journal of Public Health* 15, (6): 627-633.

Roland, G., ed. 2008. *Privatization: Successes and Failures*. New York: Columbia University Press.

Rose, N. E. 2009. *Put to work: The WPA and Public Employment in The Great Depression*. (2nd ed.) New York: Monthly Review Press.

Rosenbaum, P. R., and D. B. Rubin. 1983. The central role of the propensity score in observational studies for causal effects. *Biometrika* 70, (1): 41-55.

Ruhm, C. J. 2005. Healthy living in hard times. *Journal of Health Economics* 24, (2): 341-363.

Sack, K. 2007. For Filmmaker, "Sicko" is a jumping-off point for health care change, *nytimes.com*, June. http://www.nytimes.com/2007/06/24/us/politics/24sicko.html?_r=0.

Sala-i-Martin, X. (1996). The Classical Approach to Convergence Analysis. *The Economic Journal* 106, (July): 1019-1036.

Sen, A. K. 1999. *Development as Freedom*. Oxford: Oxford University Press.

Santos, A. C., S. Ebrahim, and H. Barros. 2008. Gender, socio-economic status and metabolic syndrome in middle-aged and old adults. *BMC Public Health* 8, (Feb 18): 62.

Segerfeldt, F. 2005. *Water for Sale: How Business and the Market Can Resolve the World's Water Crisis*. Washington: Cato Institute.

Sevillano, J.M.M. and J.R. Villalonga. 2004. Public employment and regional redistribution in Spain. *Hacienda pública Española / Revista de Economía Pública* 170, (3): 59-80.

Shapiro, C., and J. E. Stiglitz. 1984. Equilibrium unemployment as a worker discipline device. *The American Economic Review* 74, (3): 433-444.

Shi, L., B. Starfield, R. Politzer, and J. Regan. 2002. Primary care, self-rated health, and reductions in social disparities in health. *Health Services Research* 37, (3): 529-550.

Shleifer, A. 2009. The age of Milton Friedman. *Journal of Economic Literature* 47, (1): 123-135.

Solinger, D. J. 1998. Job categories and employment channels among the "floating population". In *Adjusting to Capitalism: Chinese Workers and The State,* ed. G. O' Leary, 3-47. Armonk, London: M.E. Sharpe.

Song, L. 1990. Convergence: a comparison between China's state enterprises and rural government-owned enterprises. In *China's Rural Industry: Structure, Development, and Reform, ed.* William A. Byrd and Q. Lin, 392-412. Oxford: Oxford University Press.

St. Onge, J. 2015. Health care reform as "socialized medicine": the formative years of a political myth, *Western Journal of Communication* 79, (3): 348-366.

Starr, P. 1982. Transformation of defeat: the changing objectives of national health insurance, 1915—1980, *American Journal of Public Health* 72, (1): 78-88.

Starr, P. 1995. What happened to health care reform? *The American Prospect* 20, Winter: 20-31.

Stiglitz, J. E., J. A. Ocampo, S. Spiegel, R. Ffrench-Davis, and D. Nayyar. 2006. *Stability with Growth: Macroeconomics*, Liberalization and Development. Oxford: Oxford University Press.

Straszheim, D. 2008. China's tangled new labor law. *forbes.com*, January 13. http://www.forbes.com/2008/01/11/straszheim-china-labor-oped-cx_

dhs_0114straszheim.html.

Strawbridge, W. J., and M. I. Wallhagen. 1999. Self-rated health and mortality over three decades: Results from a time-dependent covariate analysis. *Research on Aging* 21, (3): 402-416.

Su, Z. 2003. Occupational health and safety legislation and implementation in China. *International Journal of Occupational and Environmental Health* 9, (4): 302-308.

Subramanian, S. V., and G. D. Smith. 2006. Patterns, distribution, and determinants of under-and over-nutrition: A population-based study of women in India. *American Journal of Clinical Nutrition* 84, (3): 633-640.

Tang, M., Y. Chen, and D. Krewski. 2003. Gender-related differences in the association between socioeconomic status and self-reported diabetes. *International Journal of Epidemiology* 32, (3): 381-385.

Terhune, C. 2014. Uninsured rates fell under Obamacare, but who's reaping the benefit?, *latime.com*, December 13. http://www.latimes.com/business/la-fi-obamacare-dividend-20141214-story.html.

Thomasson, M. 2002. From sickness to health: the twentieth-century development of US health insurance, *Explorations in Economic History* 39, (3): 233-253.

Tone, R. 2007. Obama calls for wider and less costly health care coverage, *nytimes.com*, May. http://www.nytimes.com/2007/05/30/us/politics/30obama.html.

Toninelli, P. M. 2000. *The Rise and Fall of State-owned Enterprise in the Western World*. Cambridge: Cambridge University Press.

Tsai, C. J., S. Sengupta, and P. Edwards. 2007. When and why is small beautiful? The experience of work in the small firm. *Human Relations* 60, (12): 1779-1807.

Tsui, A. S., Y. Bian, and L. Cheng. 2006. *China's Domestic Private Firms: Multidisciplinary Perspectives on Management and Performance*. New York: ME Sharpe.

United Nations Educational, Scientific and Cultural Organization (UNESCO). 2009. Water in a changing world, The Third Edition of the United Nations World Water Development Report. Paris, London: UNESCO Publishing. http://webworld.unesco.org/water/wwap/wwdr/wwdr3/pdf/WWDR3_Water_in_a_Changing_World.pdf.

United States Department of Labor. 2010. Types of retirement plans. *dol. gov,* www.dol.gov/general/topic/retirement/typesofplans#doltopics.

U.S. Department of Treasury, 2014. Treasury and IRS issue final regulations implementing employer shared responsibility under the affordable care act for 2015, *treasury.gov*, February 10. http://www.treasury.gov/press-center/press-releases/Pages/jl2290.aspx.

Vale, P. 2013. Fear mongering about socialism is "nothing new" for republicans in us healthcare debate, *Huffingtonpost.co.uk*, http://www.huffingtonpost.co.uk/2013/10/07/us-obamacare-healthcare-reform_n_4055537.html.

Valentine, L., and R. H. Mattoon. 2009. Public and private sector compensation: What is affordable in this recession and beyond? A conference summary. *Chicago Fed Letter May*, (262a).

Virtanen, M., M. Kivimaki, M. Joensuu, P. Virtanen, M. Elovainio, and J. Vahtera. 2005. Temporary employment and health: A review. *International Journal of Epidemiology* 34, (3): 610-622.

Virtanen, P., A. Saloniemi, J. Vahtera, M. Kivimaaki, M. Virtanen, and M. Koskenvuo. 2006. The working conditions and health of non-permanent employees: Are there differences between private and public labour markets? *Economic and Industrial Democracy* 27, (1): 39-65.

Vuković, D., V. Bjegović, and G. Vuković. 2008. Prevalence of chronic diseases according to socioeconomic status measured by wealth index: Health survey in Serbia. *Croatian Medical Journal* 49, (6): 832-841.

Wagstaff, A., and M. Lindelöw. 2008. Can insurance increase financial risk: The curious case of health insurance in China. *Journal of Health Economics* 27, (4): 990-1005.

Walder, A. G. 1995. Local governments as industrial firms: An organizational analysis of China's transitional economy. *The American Journal of Sociology* 101, (2): 263-301.

Wang, H., and M. Liu. 2009. False rumors led to steel plant brawl. *China Daily*, July 28. http://www.Chinadaily.com.cn/cndy/2009-07/28/content_8479405.htm.

Wang, S. 2006. Regulating death at coalmines: Changing mode of governance in China. *Journal of Contemporary China* 15, (46): 1-30.

Wang, S. 2004. China's health system: From crisis to opportunity. *The Yale-China Health Journal* 3: 1-47.

Wang, Y. 2001. Cross-national comparison of childhood obesity: The epidemic and the relationship between obesity and socioeconomic status. *International Journal of Epidemiology* 30, (5): 1129-1136.

Weisbrot, M., Baker, D. and Rosnick, D. 2006. The scorecard on development: 25 years of diminished progress. *International Journal of Health Services* 36, (2): 211-234.

Weitzman, M. L., and C. Xu. 1994. Chinese township-village enterprises as vaguely defined cooperatives. *Journal of Comparative Economics* 18, (2): 121-145.

Wendt, C., Frisina, L., Rothgang, H. 2009. Healthcare system types: a conceptual framework for comparison, *Social Policy & Administration* 43, (1): 70-90.

Weston, T. B. 2000. China's labor woes: Will the workers crash the party. In T. B. Weston and G. R. Jensen, eds., *China Beyond the Headlines*, 245-271. Maryland: Rowman & Littlefield Publishers.

Wilkinson, R. G. 1996. *Unhealthy Societies: The Afflictions of inequality*. London: Routledge.

Wilkinson, R. G. 1999. Income inequality, social cohesion, and health: Clarifying the theory-a reply to Muntaner and Lynch. *International Journal of Health Services* 29, (3): 525-543.

Wilkinson, R. G. 2005. *The Impact of Inequality: How to Make Sick Societies Healthier.* London: Routledge.

Wilkinson, R. G., and K. E. Pickett. 2006. Income inequality and population health: A review and explanation of the evidence. *Social Science & Medicine* 62, (7): 1768-1784.

Wilson, D. 2009. Drug makers raise prices in face of health care reform. *New York Times*, November 16: A1.

Woodhams, C., and S. Corby. 2007. Then and now: Disability legislation and employers' practices in the UK. *British Journal of Industrial Relations* 45, (3): 556-580.

Woolhandler, S., and D. U. Himmelstein. 1997. Costs of care and administration at for-profit and other hospitals in the United States. *New England Journal of Medicine* 336, (11): 769-774.

World Bank. 1993. *The East Asian Miracle: Economic Growth and Public Policy*. Oxford: Oxford University Press for the World Bank.

World Bank. 1995. *Bureaucrats in Business: The Economics and Politics of Government Ownership*. Oxford and New York: Oxford University Press.

World Bank. 2004. *Gender and Development in The Middle East and North Africa Women in the Public Sphere*. Washington: World Bank Publications.

World Bank. 2009. *World Development Indicators*. Washington: World Bank Publications.

World Health Organization. 1998. *The World Health Report 1998 - Life in the 21st Century*: A Vision for All. World Health Organization, Geneva.

World Health Organization. 2008. *The World Health Report 2008 - Primary Health Car (Now More Than Ever)*. World Health Organization, Geneva.

Xinhua News. 2005. Medical reform "in need of reform". *xinhuanet.com*, July 30. http://news.xinhuanet.com/english/2005-07/30/content_3286233.htm.

Xinhua News. 2008. Vice premier urges SOEs to contribute more in economic growth. *xinhuanet.com*, December 25. http://news.xinhuanet.com/english/2008-12/25/content_10559909.htm.

Xinhua News. 2009a. China won't revise labor contract law amid financial crisis: Lawmaker. *xinhuanet.com*, March 9. http://news.xinhuanet.com/english/2009-03/09/content_10979130.htm.

Xinhua News. 2009b. Labor contract law helps combat crisis. *xinhuanet.com*, March 4. http://news.xinhuanet.com/english/2009-03/04/content_10941430.htm.

Xinhua News. 2009c. This year, seventy percent of the centrally-controlled SOEs have increased their recruitments for new college graduates. *xinhuanet.com*, June 29. http://news.xinhuanet.com/fortune/2009-06/29/content_11620297.htm.

Xinhua News. 2009d. China's SOEs' executives' salaries to be regulated. *xinhuanet.com*, September 12. http://news.xinhuanet.com/english/2009-09/16/content_12064247.htm.

Xu, C., and X. Zhang. 2009. The evolution of Chinese entrepreneurial firms: Township-village enterprises revisited. *IFPRI Discussion Paper 00854*, International Food Policy Research Institute.

Xu, K. 2005. Distribution of health payments and catastrophic expenditures: methodology, *Discussion paper EIP/HSF/DP.05.2*. Geneva: World Health Organization.

Young, J. 2013. Obamacare employer mandate delayed for one year, *huffingtonpost.com*, July 2. http://www.huffingtonpost.com/2013/07/02/obamacare-employer-mandate_n_3536695.html.

Zhang, Q.Q., Ying, G.G., Pan, C.G., Liu, Y.S. and Zhao, J.L. 2015. Comprehensive evaluation of antibiotics emission and fate in the river basins of China: source analysis, multimedia modeling, and linkage to bacterial resistance. *Environmental Science & Technology* 49, (11): 6772-6782.

Zhang, W., M. Jarlenski, 2014. The politics of opposition to the enactment of the patient protection and affordable care act in the United States, *International Critical Thought* 4, (2): 208-220.

Zhao, M., and T. Nichols. 1996. Management control of labour in state-owned enterprises: Cases from the textile industry. *The China Journal* 36: 1-21.

Zhao, X., and X. Jiang. 2004. Coal mining: Most deadly job in China. *China Daily*. http://www.Chinadaily.com.cn/english/doc/2004-11/13/content_391242.htm.

Zhao, Y. 2002. Earnings differentials between state and non-state enterprises in urban China. *Pacific Economic Review* 7, (1): 181-197.

Zhao, Z. 2005. Health determinants in urban China. *Institute for the Study of Labor (IZA) Discussion Paper 1835*. Germany, Bonn.

Zhu, A. 2005. *Public Enterprises in Mixed Economies: Their Impact on Economic Growth and Social Equity*. PhD dissertation, University of Massachusetts Amherst.

Zimmer, Z., N. Chayovan, H. S. Lin, and J. Natividad. 2004. How indicators of socioeconomic status relate to physical functioning of older adults in three Asian societies. *Research on Aging* 26, (2): 224-258.

Zimmer, Z., and J. Kwong. 2004. Socioeconomic status and health among older adults in rural and urban China. *Journal of Aging and Health* 16, (1): 44-70.

Zou, W. 2003. The changing face of rural enterprises. *China Perspective* 50: 17-30.

作者简介

　　张维，清华大学马克思主义学院助理教授。美国马萨诸塞州立大学阿默斯特分校（University of Massachusetts）经济学博士、美国约翰·霍普金斯大学（Johns Hokpkins University）公共卫生学院博士后。研究方向为医疗、医改及健康的政治经济分析。